医師事務作業補助者
演習問題集 改訂4版

伊藤 典子 編著

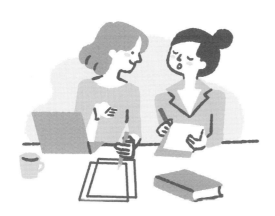

Ohmsha

はじめに

　医師不足のため、病院勤務医は、診断書などの文書作成、処方箋の作成など煩雑な事務作業を行っています。このような状況を打開するために、本来の業務である医療行為に支障をきたす医師の事務作業をサポートする医師事務作業補助者が必要となりました。これまで医師が行っていた診断書などの文書作成、処方箋の作成を医師の指示の下で医師に代わって行います。

　医師は負担が軽くなった分、患者と接する時間が長くなり、安定的な継続医療の提供が可能となります。医師のさまざまな仕事のうち、書類の作成、整理、入力などの事務的なものについて「事務職員が代行する」それが医師事務作業補助者です。

　このように事務職員が医師の事務作業を代行、補助することにより医師の負担を軽減し、本来の業務に専念、集中できるようにすることが医師事務作業補助者の役割です。

　しかし、事務職員が自分の判断で勝手に書類を作成したりすることはできません。医師の指示や確認などをしっかり行うことが条件となります。

　また、医師事務作業補助者は文書作成のみではなく、代行入力に対する期待も高く、今後ますます、新しい分野での活躍が求められています。この問題集の2章実技問題は文書作成に必要なカルテ、記載方法、解答用紙の順で作成されています。これらの文書を的確に作成するにあたって深い知識が必要となりますが、基本的な知識はオーム社から出版されている『ステップアップ　医師事務作業補助者学習テキスト』（※2024年6月改訂3版発行）を参考にしてください。

　本問題集が一人でも多くの読者のお役に立てることを願っております。

2013年6月

伊藤　典子

改訂 4 版にあたって

　人口構造の変化により、懸念されている「2025 年問題」。

　日本の人口は 2010 年を境に減少を続けており、2025 年には国民の約 3 人に 1 人が 65 歳以上、約 5 人に 1 人が 75 歳以上となる「超高齢者社会」を迎えます。

　その結果、後期高齢者を支えるために、社会保障、主に医療・介護、年金などには大きな影響がもたらされると考えられています。

　医療費が増加している中で、「医師不足」も懸念される事象の 1 つです。医療の高度専門化により、さまざまな疾患の治療が可能となりましたが、治療を行ううえで処置や手術・検査の前には、文書を用いた説明と同意（インフォームド・コンセント）をきちんと取得することが必須となり、医師のすべき仕事が「診療」や「医療行為」以外にも多様となっていることで、ますます煩雑になっていきます。

　医師事務作業補助者は、医師の指示のもと、医療行為以外に今まで医師が行っている事務作業を代行し、医師の仕事を軽減する役割を担うため、今後ますます必要とされる職種であると考えられます。

　こうした状況を受け、本書で学習された読者の皆様が、医療の現場で活躍することを願ってやみません。

2024 年 6 月

㈱エヌアイメディカルオフィス

医師事務作業補助とは（業務内容）

　医師事務作業補助者の仕事は大別すると、代行入力、文書作成に分けられます。医師の事務的な業務をサポートする役割を担います。医療機関によって医療秘書、医療クラーク、クラーク、メディカルアシスタント、ドクター秘書などいろいろな呼び方があり、その呼称に合わせて仕事の内容も医療機関により多少の違いがあります。

　医師の過重労働による負担を軽減するため、医師事務作業補助者が必要となりましたが、その大きな要因として地域、診療科による医師不足があげられます。

　・地域による→医師の就労希望地（大都市に集中）

　・診療科による→小児科、産婦人科、外科など他科と比較して負担が大きい

　上記の診療科での医師不足は特に深刻です。厚生労働省は、勤務医の負担軽減の策として役割分担についての通知を都道府県知事宛に発しました（平成19年12月28日医政発第1228001号）。医師、看護師でなくても書類作成の事務作業は事務職員等が代行できるといった、役割分担を図ることが可能であるとの趣旨の内容でした。

　文書作成は医師にとって最も負担が大きいと感じる業務です。診断書、診療録、処方箋などの記載、主治医意見書、検査、入院の説明書などは診療以外の時間に行う最大の負担となっています。

　上記の業務を医師事務作業補助者が代行することにより、医師不足の解消にもつながるのです。

　業務内容は診療報酬の施設基準によって定められています。基本的に業務には診断書、診療情報提供書等医療文書の作成代行、電子カルテなど「診療記録への代行入力」、行政への対応（これは厚生労働省などに報告する診療データの整理などが含まれます）などがあります。

　医師事務作業補助者の仕事の範囲は多岐にわたります。今後ますます医師事務作業補助者の需要は増えるものと思われます。この仕事を目指している皆様、頑張って医療界の新分野を目指しましょう。

用紙について

問題集に使用されているカルテの内容は、学習用に作成されたものです。

実際のカルテとはあくまでも一致しません。

各種用紙でフォーマットが決められている用紙と各医療機関、またはソフト会社によって違いがあります。

目　　次

1章　代行入力にあたって
―カルテの型（SOAP）の構成―

2章　実技問題

3章　学科問題

4章　解答・解説

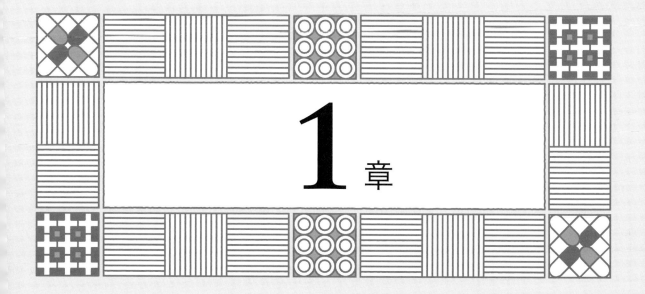

1章

代行入力にあたって
カルテの型（SOAP）の構成

本章の内容

No.1 医師と患者の会話から、カルテの型（SOAP）に従いまとめてみましょう。

No.2 医師と患者の会話を診断カルテの型（SOAP）のように記載してみましょう。

No.3 No.2 を SOAP 形式でカルテに記載すると、(1)～(17) の内容は下記のとおりです。

No.1　医師と患者の会話から、カルテの型（SOAP）に従いまとめてみましょう。

　医師は患者を診たて、要点を絞って簡条書きにしました。読みやすく、わかりやすいカルテを作成しましょう。

> 患者の訴え：寒い、苦しい、喉が痛い
> 医師の診断：体温 37.5 度、頭痛なし、寒気あり、振戦あり、発汗なし、
> 　　　　　　血圧 140/72、気分不快なし、脈拍 80、SpO_2[※1] = 93％
> 　　　　　　痰からみあり、肺雑あり、末梢冷感

◎ カルテの型（SOAP）にまとめた記載

　S）患者の訴え：寒いし苦しい、喉の痛み

　O）日内変動（バイタルサイン）：体温 37.5 度、頭痛なし、寒気あり、振戦あり、発汗なし。血圧 140/72、気分不快なし、脈拍 80、SpO_2＝93％、喉の痛み、痰からみあり、肺雑あり、末梢冷感あり、チアノーゼなし、痰の自己喀出なし、声かけに返答あり、仰臥し苦痛表情あり。

　A）発熱あり、シバリング[※2]がみられ今後、体温上昇が考えられる。

　P）掛け物調節し保温、吸引

◎ 簡単にまとめると

　S）患者の発言そのまま。

　O）数値化できること（血圧など）（日々変化する数値）

　A）評価。S や O からあなたはどう考えたか。
　　例えば、「S：喉が痛い、O：体温 37.5 度、A：症状から風邪が疑わしい」など。

　P）それに対しどういう対策をたてるか。
　　「マスクをしてもらう、医師に報告。」

※1　経皮的動脈血酸素飽和度　正常値 94％〜97％
※2　悪寒戦慄（高温が出る前の寒気）

医師と患者の会話を診断カルテの型（SOAP）のように記載してみましょう。

1）患　　者：名前、16歳、男性

2）主　　訴：昨日からお腹が痛く、熱があり、気持ち悪く、食欲がない。

3）受診理由：腹痛と発熱の治療

4）現 病 歴：昨日より、37.5度の発熱があり、みぞおち辺りが痛み、嘔気あり、食欲不振。
　　　　　　今朝になって、熱が38.5度に上がり、痛みも強くなった。

5）経　　過：腹痛は、2〜3日前からで、初めは上腹部にチクチクとした軽い痛みだった
　　　　　　が、徐々に下腹部へ移動。咳の際の右下腹部痛や腹壁を強く圧迫すると圧
　　　　　　痛あり。

6）症　　状：嘔吐あり。発熱あり。腹部膨満感あり。下痢なし。排ガスあり。

7）依 存 症：なし

8）既 往 歴：花粉症

9）内 服 歴：昨日と今朝、市販薬のロキソニン錠を服用。

10）家 族 歴：家族と同居（父・母・姉）

11）生 活 歴：部活動はバスケットボール部

12）身体所見：背が高く、やせ型　痛みと嘔気で顔面やや蒼白。

13）バイタル等：JCS[3] 0（意識障害なし）・GCS[4] 15（血行動態安定）
　　　　　　　BP101/70（血圧）　PR90（脈拍）　RR23（呼吸数）
　　　　　　　SpO_2 96％（経皮的動脈血酸素飽和度）　BT38.5度（体温）

14）患者所見：頭頸部：顔面やや蒼白。
　　　　　　　胸　部：心雑音なし、呼吸音正常。
　　　　　　　腹　部：腹部膨満、腸蠕動音低下、下腹部で圧痛あり。
　　　　　　　四　肢：浮腫なし。

15）検査所見：白血球数：13 400、CRP[5]：6.0、腹部単純XP[6]：イレウスなし
　　　　　　　腹部CT[7]：横径6mm以上の虫垂腫大、腹部エコー：腹腔内膿瘍認めず。

16）診　　断：上腹部から右下腹部への痛みの移動、白血球数・CRP数値の上昇、
　　　　　　　腹部単純XP、腹部CT等の検査結果から急性虫垂炎と診断。

17）治療計画：本日緊急入院し、腰椎麻酔、腹腔鏡下虫垂切除術。
　　　　　　　入院期間は、4日間を予定。

※3　Japan Coma Scale、日本式昏睡スケール；意識障害分類
※4　Glasgow Coma Scale、グラスゴー・コーマ・スケール；意識障害分類
※5　C-reactive protein、C反応性タンパク；炎症反応の指標
※6　X-ray photography；X線写真撮影　　※7：computed tomography；コンピュータ断層撮影

No.3　No.2 を SOAP 形式でカルテに記載すると、(1)～(17) の内容は下記のとおりです。

◎ S（subjective）：(1)～(12) → 患者の訴え、患者や家族の証言、前医の手紙やカルテの情報など

◎ O（objective）：(13)～(15) → 血圧、バイタルサイン、直接観察した所見、検査所見など

◎ A（assessment）：(16) → 検査結果などからの診断

◎ P（plan）：(17) → 治療計画

(1)	患者情報	名前、年齢、性別など
(2)	主　訴	患者側の主訴を明確に記載
(3)	受診理由	今回の診察の目的を明記
(4)	現病歴	現在の患者の状況
(5)	症状経過	症状がいつから始まり、現在どのような状態かを、患者に起きたとおり時間経過とともに記載する。
(6)	症状解析	キーとなる症状の特性を詳述
(7)	依存歴	過去・現在において依存しているものがあれば記載
(8)	既往歴	現在治療中の病気や過去にかかったことのある病気やアレルギー歴など
(9)	内服歴	現在の薬の服用の有無
(10)	家族歴	家族構成や家族の病歴
(11)	生活歴	飲酒、喫煙、運動などの情報
(12)	身体所見	医師が目視でわかる所見
(13)	バイタル等	血圧・脈拍・体温など
(14)	全身状態	身体上部から下肢、神経・血管・皮膚など、もれなく順に記載する。
(15)	検査所見	検体検査……血液検査・生化学検査など 生理検査……心電図・エコーなど 画像検査……単純 XP・CT など
(16)	診断結果	患者の訴えや経過、検査結果などから診断
(17)	治療計画	投薬して経過観察または入院。入院の場合は手術の有無など

作成例　患者情報

16 歳　男性　（保険者番号・患者氏名・生年月日等の記載は略）

傷　病　名	職務	開始	終了	転帰	期間満了予定日
急性虫垂炎	上・外	○年　○月　○日	年　　月　　日	治ゆ・死亡・中止	年　　月　　日

既往症・原因・主要症状・経過等	処方・手術・処置等
○年○月○日 (S) 現病歴　昨日より、発熱・みぞおち辺りの痛み・嘔気があり 　　　　食欲不振。今朝になり熱も上がり腹痛も増悪 腹痛　初めみぞおち辺りだったが、徐々に下腹部へ移動 　　　咳の際の右下腹部痛、腹壁を圧迫すると圧痛あり 嘔吐、腹部膨満感、排ガスあり 下痢なし 既往歴　花粉症あり 家族と同居（父・母・姉） 生活歴　部活動はバスケットボール部 (O) 身体所見　背が高くやせ型　やや顔面蒼白 　　　　　意識障害なし　血行動態安定 BP 101/70　PR 90　RR 23　SpO$_2$ 96%　BT38.5 検査所見　白血球：13 400　CRP：6.0 　　　　　腹部単純XP：イレウスなし 　　　　　腹部CT検査：異常なし (A) 診察及び検査の結果、急性虫垂炎と診断 (P) 本日緊急入院　腰椎麻酔にて虫垂切除術 入院期間は 4 日間を予定	

時間経過を明確に記載する

既往症が複数ある場合は、科別に整理し記載

状況によって、家族以外の職場や濃厚接触者などに範囲を広げる

検査をした場合は、結果を記載

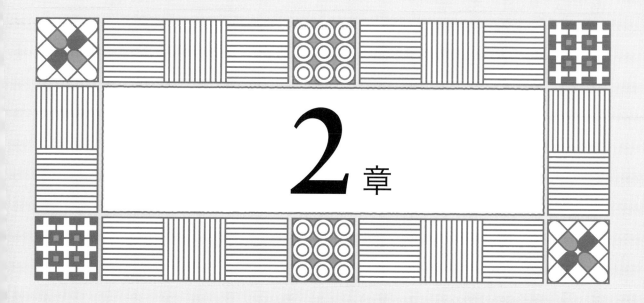

2章

実技問題

※ 書式が決められていない書類については、複数の書式を掲載している場合があります。

文書作成に当たって

1 文書作成に当たっての注意事項

【要約、語彙】

1. 要約とは、カルテの要点をまとめ、短い文書を作成することです。
2. 語彙とは、ある範囲（患者の病状詳記）などにおいて使われる単語の総体です。
3. 語彙の彙は、集めるという意味です。

   （微妙なニュアンスを大事にして言葉を使い分ける）
4. 優しい文書を読めば優しい気持ちになり、殺伐とした悲壮感漂う文を読めばそのような気持ちになります。
5. 文章は人を傷つけることもあれば、生きる力を失うこともあります。
6. 正しい文章を作成するということは患者のカルテの内容を読解し、理解することです。
7. 表現力は経験、年齢とともに成長します。
8. 医療用語（漢字、言葉）の理解は正しい文章につながります。

2 文書の提出先

作成された文書は誰が請求し、最終的に提出される機関がどこなのか認識しましょう。

3 文書の提出先一覧

文書名	請求者	各種書類の交付	提出先
診断書・証明書	患者	医療機関	職場・学校などへ提出 交通事故の診断書は警察へ、人身事故の証明書として提出
健康診断書	患者	医療機関	入学願書に添付 就職時に提出
出席停止証明書	患者	医療機関	学校へ提出
入院・手術証明書	患者	医療機関	生命保険給付金の査定のため各保険会社へ提出
出生証明書	被保険者・家族	医療機関	出生届とともに役所に提出
出生育児一時金	被保険者・家族	医療機関	育児時間・育児休暇申請のために職場に提出
傷害保険診断書	患者	医療機関	保険会社へ提出
死亡診断書	親族など	医療機関	市区町村窓口
健康保険傷病手当金	患者(被保険者)	医療機関	事業主　→　保険者
出産手当金	被保険者	医療機関	事業主　→　保険者
診療情報提供書	患者	医療機関	他の医療機関など
医療要否意見書	患者	医療機関	福祉事務所
自動車損害賠償 責任保険診断書	被害者（患者）	医療機関	損害保険会社
休業補償給付金請求書	患者	医療機関	事業主　→　労働基準監督署
主治医意見書	介護被保険者 主治医	市区町村	介護認定審査会
おむつ使用証明書	患者（家族）	医療機関	税務署

問題1　診断書・傷害保険診断書

問　次の診療録から「診断書」、「傷害保険診断書」を作成しなさい。

診　療　録

過敏症　有・無

公費負担者番号		保険者番号	0 6 1 3 9 8 7 6
公費負担医療の受給者番号			

	記号・番号	2300・8654
手帳被保険者証	有効期限	令和　年　月　日
	被保険者氏名	

受診者	氏　名	新井光彦				
	生年月日	明・大・昭・平・令　＊＊年 4月12日　男・女				
	住　所	東京都中央区日本橋人形町3-3-3　電話　03－○○○○－○○○○				
	職　業	会社員	被保険者との続柄	本人		

	資格取得	昭・平・令　年　月　日
事業所（所有者・船舶）	所在地	
	名称	
保険者	所在地	
	名称	

傷　病　名	職務	開　始	終　了	転　帰	期間満了予定日
高血圧症（主）	上・外	令和＊年11月21日	年　月　日	治ゆ・死亡・中止	年　月　日
外踝骨折（左）	上・外	令和＊年12月27日	＊年12月31日	治ゆ・死亡・中止	年　月　日
	上・外	年　月　日	年　月　日	治ゆ・死亡・中止	年　月　日
	上・外	年　月　日	年　月　日	治ゆ・死亡・中止	年　月　日

既往症・原因・主要症状・経過等	処方・手術・処置等
令和＊年11月21日（内科受診） BP：145/97 mmHg　P：65/分 運動・食事について、指導（アルコール・塩分の制限）。 降圧剤を併せて経過をみる。 　処方箋発行 　　アムロジビン錠5mg　1T　28日分 令和＊年12月7日（整形外科受診） 仕事で外出中、飛び出してきた自転車を避けた際、足首を捻った。痛みが強く、腫れがひどいので受診。 KT：37.2　BP：150/103 mmHg　P：75/分 画像診断の結果、左外踝に骨折を認める。 ギプス包帯の処置をし、松葉杖を貸与。 鎮痛剤を処方し、1週間程自宅で安静にとの指示。 診断書発行。 　処方箋発行 　　ロキソニン錠60mg　3T　7日分	＊.11.21 　Rp①アムロジビン錠5mg　1T　分1×28日分 ＊.12.7 　左足首デジタル X-P（画像記録用　四ツ切2枚） 　消炎鎮痛等処置（150 cm²） 　　パステルハップ 　四肢ギプス包帯（下腿～足） 　Rp②ロキソニン錠60mg　3T　分3×7日分

傷　病　名	労務不能に関する意見			入　院　期　間	
	意見書に記入した労務不能期間	意見書交付			
	自　月　日 至　月　日	日間	年　月　日	自　月　日 至　月　日	日間
	自　月　日 至　月　日	日間	年　月　日	自　月　日 至　月　日	日間
	自　月　日 至　月　日	日間	年　月　日	自　月　日 至　月　日	日間

業務災害又は通勤災害の疑いがある場合は、その旨	
備考	公費負担者番号	
	公費負担医療の受給者番号	

*.12.14（整形外科受診） 痛みは多少は治まってきているが、まだ痛む。 　　　処方箋発行 　　　　ロキソニン錠 60 mg　1T1P　5P	*.12.14 　Rp③ロキソニン錠 60mg　1T1P　5P
*.12.18（内科・整形外科受診） 大分痛みが治まってきた。 ギブスを切割してギブスシャーレとして使用。 少しずつ体重をかけるように指導。	*.12.18 　左足首デジタル X-P（画像記録用　四ツ切2枚） 　ギブスシャーレ
*.12.25（整形外科受診） 腫れ、痛み共にほとんどひいてきた。 画像診断から、骨が修復されている様子を確認。 様子を見ながら少しずつ歩くように指導。	*.12.25 　左足首デジタル X-P（画像記録用　四ツ切2枚）
*.12.31（内科・整形外科受診） 画像診断から、骨が順調に修復されている様子を確認。 しばらく運動は控えるよう指導し、骨折は治癒とする。 傷害保険用診断書（証明書）発行。 　BP：140/80 mmHg　　P：65/分 高血圧については、日常生活の指導を行い、引き続き降圧剤を併せて経過を見る。 　　　処方箋発行 　　　　アムロジピン錠 5 mg　1T　28 日分	*.12.31 　左足首デジタル X-P（画像記録用　四ツ切2枚） 　Rp①アムロジピン錠 5mg　1T　　分 1×28 日分

```
医療機関名：人形町総合病院
住　　　所：東京都中央区日本橋人形町 9-9-9
電話番号：03-○○○○-○○○○
医　　　師：日高　智（内科）
　　　　　　川村　康弘（整形外科）
```

1 診断書・証明書

【病院が交付する診断書、証明書】

> **診断書と証明書の違い**
> • 診断書 → 医師が患者の疾病が如何（いか）なるものか予見、見込み所見。
> • 証明書 → 通院証明書など、事実があったことを証明するもの。資格がなくても書ける医学的な情報は含まないもの。

1. 一般診断書 → カルテの疾病をもとに診断書作成。治療経過、現病歴、結果など。
2. 健康診断書 → 提出先による（就職、入学など）。
3. 診断書の印は病院の印ではなく医師本人の印とする（診断は病院という組織がするのではなく医師が診断するものであるため）。
4. 診断書の内容はなるべく簡単、明瞭に記載します。

作成文書	請求者	各種書類の交付	提出先
診断書・証明書	患者	医療機関	職場・学校などへ提出 交通事故の診断書は警察へ、人身事故の証明書として提出

【記載事項】

① 住所、氏名、生年月日、年齢

　　住所、氏名、生年月日、年齢を診療録などの記載をもとに記入します。

② 病名欄

　　治療を行った（行っている）傷病名を、診療録などの記載をもとに記入します（医師の指示に従う）。

③ 備考欄

　　②の傷病名に対する初めての診療日、疾病などの状況、療養の期間、今後の治療などを診療録などの記載をもとに記入します。

④ 日付欄

　　診断書の作成年月日を記入します。

⑤ 所在地、医療機関、医師名

　　医療機関の住所、名称を記入します。氏名欄は医師に診断書の内容の最終確認をしてもらう際に、直筆で署名または押印してもらいます。複写式の場合は、患者へ渡すほうに押印してもらいます。

診　断　書

※診断した患者の現状を示したものです。病気の診断の証明の場合や健康である
（特に問題となる疾病がない）ことを証明する場合にも用いられます。

（住所）

　（氏名）　　　　　　　　　　　　　　　殿

　　　　　明治・大正・昭和・平成・令和　　　年　　　月　　　日生（　　　才）

病　名：

　　（備考）

　　　上記のとおり診断いたします。

　　　令和　　　年　　　月　　　日

　　〒○○-○○○○　○○市○○区

　　○○　病　院　　　　　　　科

　　　医　師　　　　　　　　㊞

　　　　　　　　　　TEL

2　傷害保険診断書

作成文書	請求者	各種書類の交付	提出先
傷害保険診断書	患者	医療機関	保険会社へ提出

傷害と障害の違い

- 傷害 → 人に傷を負わせる。傷害事件、傷害保険など。
- 障害 → 妨げになるもの。身体上の故障。胃腸障害など。

【記載事項】

① 傷病者の住所、氏名、性別、生年月日、年齢、保険種別など

　　患者または家族が記入します。

② 傷病名と受傷部位

　　治療の原因となった傷病名と受傷部位を診療録の記載をもとに記入します。

③ 初診日、発病または受傷日

　　②の傷病名に対する初診日、発病または受傷日を診療録の記載をもとに記入します。

④ 発病または受傷の原因

　　②の傷病名に対し発病または受傷の原因を診療録の記載をもとに記入します。

⑤ 初診から現在までの主要症状ならびに治療内容

　　②の傷病名に関する症状や治療内容を診療録の記載をもとに記入します。

⑥ 実施した手術

　　②の傷病名に対して手術を実施した場合は、手術の種類（開頭、開胸、開腹など）や手術名などを診療録の記載をもとに記入します。

⑦ 入院治療

　　入院した期間と日数を診療録の記載をもとに記入し、該当する日付を○で囲みます。

⑧ 入院期間中に付き添いが必要と思われる期間

　　入院中に付き添いが必要と思われる期間を主治医に確認し記入します。

⑨ 通院治療

　　通院した期間と日数を診療録の記載をもとに記入し、該当する日付を○で囲みます。

⑩ 固定具使用の場合

　　固定具を使用した場合は、使用期間と固定具の種類を診療録の記載をもとに記入します。

⑪ 就業が全く不可能な期間、業務および日常生活に支障がある期間

　　就業が全く不可能な期間、業務および日常生活に支障がある期間を主治医に確認のうえ記入します。

⑫ 後遺障害残存見込

　　②の傷病に関して主治医に確認し、後遺症の見込みの有無を○で囲みます。後遺障害ありの場合はその内容も主治医に確認し記入します。

⑬ 日付

　文書を作成した日付を記入します。

⑭ 証明する医療機関の所在地、名称、電話番号、診療科、医師名

　病院の住所、名称、電話番号を記入します。担当医師（診療科名）欄は担当医師に証明内容の最終確認をしてもらう際に、直筆で署名または押印してもらいます。

（裏面）

⑮ 傷害の部位

　②の傷害の部位を診療録などの記載をもとに人体図に図示します。

⑯ 摘要

　人体図に図示した受傷部位について説明が必要な場合は、診療録の記載をもとに記入します。

傷害保険用診断書（証明書）

傷病者	住所		1 健保　2 国保　3 労災　4 自費　5 その他		
			男・女	職業	
	氏名		明治・大正・昭和・平成・令和　　　年　　月　　日生（　　歳）		

傷病名および受傷部位

初　診　日	年　　月　　日	発病または受傷日	年　　月　　日

発病または受傷の原因（傷病者申告の内容を詳細に記入してください）

初診から現在までの主要症状ならびに治療内容	むち打ち症・腰痛の場合の他覚症状（レントゲン・脳波など）の有無、検査結果

-------------------------------------	X 線 異 常　有 ・ 無（　　　　　　　　　　　）
-------------------------------------	その他の異常　有 ・ 無（　　　　　　　　　　　）
-------------------------------------	当該傷病の治療歴：有 ・ 無（病院名：　　　　　）
-------------------------------------	（　　　年　　月　　日〜　　　　　　　　　　　）
-------------------------------------	既往症の有無：有 ・ 無（病院名：　　　　　　　　）

今回の傷病に関して実施した手術（該当する項目に○印をつけてください）		手術名
手術の種類：　　　開頭術　　　開胸術　　　開腹術 　　　　　　ファイバースコープまたはカテーテルによる手術　　その他		
筋骨関係手術の場合（観血　非観血）植皮術の場合（25 cm² 以上　25 cm² 未満）	手術日	年　　月　　日

入院治療　　　　日間（うち外泊日数　　　日）		月	1 2 3 4 5 6 7 8 9 10 11 12 13 14 15 16	計
年　　月　　日〜　　　年　　月　　日			17 18 19 20 21 22 23 24 25 26 27 28 29 30 31	日
上記入院期間中に付き添いが必要と思われる期間		月	1 2 3 4 5 6 7 8 9 10 11 12 13 14 15 16	計
年　　月　　日〜　　　年　　月　　日			17 18 19 20 21 22 23 24 25 26 27 28 29 30 31	日
通院治療　　　　日間（うち治療実日数　　　日）		月	1 2 3 4 5 6 7 8 9 10 11 12 13 14 15 16	計
年　　月　　日〜　　　年　　月　　日			17 18 19 20 21 22 23 24 25 26 27 28 29 30 31	日
固定具使用の場合		月	1 2 3 4 5 6 7 8 9 10 11 12 13 14 15 16	計
使用期間　　　　月　　日〜　　月　　日			17 18 19 20 21 22 23 24 25 26 27 28 29 30 31	日
使用固定具　ギプス　シーネ　ポリネック		月	1 2 3 4 5 6 7 8 9 10 11 12 13 14 15 16	計
コルセット			17 18 19 20 21 22 23 24 25 26 27 28 29 30 31	日
その他（　　　　　　　　　）		月		
就業がまったく不可能な期間		月	1 2 3 4 5 6 7 8 9 10 11 12 13 14 15 16	計
年　　月　　日〜　　　年　　月　　日			17 18 19 20 21 22 23 24 25 26 27 28 29 30 31	日
本人の業務及び日常生活に支障がある期間		月	1 2 3 4 5 6 7 8 9 10 11 12 13 14 15 16	計
年　　月　　日〜　　　年　　月　　日			17 18 19 20 21 22 23 24 25 26 27 28 29 30 31	日

年　　月　　日　治癒　継続　中止　転院	後遺障害残存見込　無　有　　（内容　　　　　　　　　）

上記の通り診断いたします 　　　　年　　月　　日	所在地 ------------------------------ 病院名 ------------------------------ 医師氏名 -----------------------------

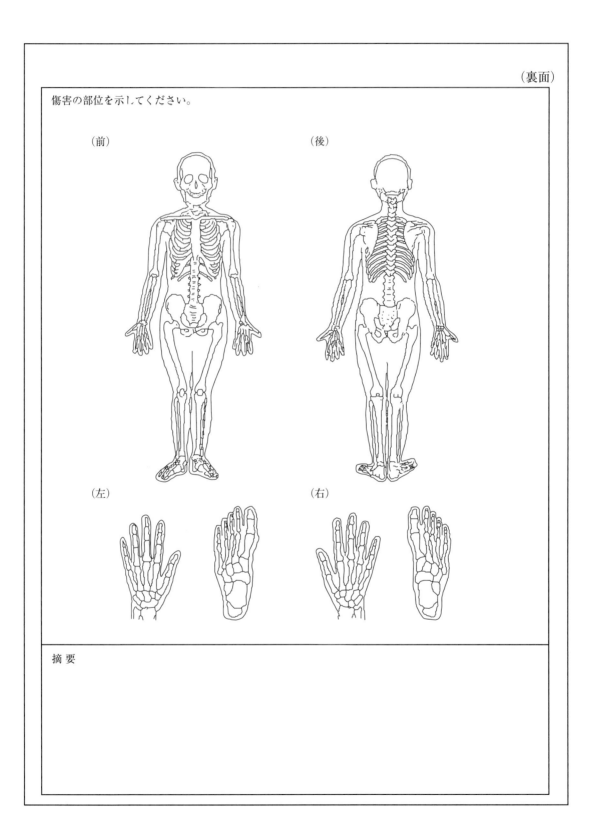

（裏面）

傷害の部位を示してください。

（前）　　　　　　　　　　（後）

（左）　　　　　　　　　　（右）

摘 要

問題 2　入院診療計画書、手術説明同意書、退院療養計画書、退院証明書

問　次の診療録から「入院診療計画書」、「手術説明同意書」、「退院療養計画書」、「退院証明書」を作成しなさい。

過敏症	有無			診　療　録					

診　療　録

公費負担者番号								

保険者番号　０１１３４５６７

	氏　名	桜井　晴人

記号・番号　87654321・121
有効期限　令和　年　月　日
被保険者氏名

生年月日　明大昭平令　**年　1月21日　男・女

資格取得　昭・平・令　年　月　日

住　所　東京都国立市東9-8-7
電話　042　○○○-○○○○

事業所　所在地／名称

職　業　会社員　被保険者との続柄　本人

保険者　所在地／名称

傷　病　名	職務	開　始	終　了	転　帰	期間満了予定日
急性虫垂炎	上・外	令和*年11月22日	年 月 日	治ゆ・死亡・中止	年 月 日
	上・外	年 月 日	年 月 日	治ゆ・死亡・中止	年 月 日
	上・外	年 月 日	年 月 日	治ゆ・死亡・中止	年 月 日
	上・外	年 月 日	年 月 日	治ゆ・死亡・中止	年 月 日

既往症・原因・主要症状・経過等	処　方・手術・処置　等
令和*年11月22日 　夜中2時30分頃から心窩部痛、その後右下腹部へ移動。 　段々痛みが強くなったため、4時頃緊急外来にて受診。 　右下腹部に強い圧痛、筋性防御あり 　4時20分～検査、画像診断施行 　X-P：イレウスなし　　CT：異状なし 　白血球：13,400　　CRP：6.0 　KT37.2℃　嘔吐5回 　診察の結果虫垂炎と判断。緊急入院。 　既往歴：なし　　入院歴：なし　　手術歴：なし 　看護師と共同して入院診療計画を策定し、 　文書を交付して説明。 　手術同意書を貰う。 　4時50分～　虫垂切除術施行 　術後痛みを訴えたため、鎮痛剤注射。 　禁食 　麻酔前の診察：問題なし（麻酔科医／朝野　智宏）	*.11.22 　U-検 　B-末梢血液一般、ESR 　B-CRP 　B-AST、ALT、LD、BUN、Crea、Na、Cl、K、Amy、BS 　B-HBs抗原定性、HCV抗体定性 　腹部デジタルX-P（画像記録用大角3枚） 　腹部CT（画像記録用大角3枚） 　浣腸（グリセリン浣腸「オオタ」60） 　腰椎麻酔（4:45～5:15） 　　硫アト　1mL 　　ブロカイン塩酸塩注射液1%　5mL 　点滴｛5%G　500mL／ラクテックG　500mL／トランサミン注5%　5mL／ペントシリン注射用　1.0｝ 　腹腔鏡下虫垂切除術（虫垂周囲膿瘍を伴わない） 　　イソジン液100mL 　iM　ペンタジン注射液30mg 1A

傷　病　名	労務不能に関する意見			入　院　期　間	
	意見書に記入した労務不能期間	意見書交付			
	自 月 日／至 月 日	日間	年 月 日	自 月 日／至 月 日	日間
	自 月 日／至 月 日	日間	年 月 日	自 月 日／至 月 日	日間
	自 月 日／至 月 日	日間	年 月 日	自 月 日／至 月 日	日間

業務災害又は通勤災害の疑いがある場合は、その旨

備考	○○棟△△階 ×××号室入院	公費負担者番号	
		公費負担医療の受給者番号	

17

*.11.23 創部異状なし、出血なし、イレウスなし、吐気（－） 昨日よりは痛みは治まってきた。 朝・昼5分がゆ、夕7分がゆ ガス自発（＋） 白血球：10,200　　CRP：3.3	*.11.23 iM　ペンタジン注射液15 mg 1A 術後創傷処置「1」 点滴　⎰5％G　500 mL 　　　⎱ペントシリン注射用　1.0　　（朝、夕2回） B－末梢血液一般、CRP
*.11.24 創部異状なし、疼痛（－） 3食常食 白血球：7,400　　CRP：0.7	*.11.24 処置　do 点滴　do 検査　do
*.11.25 創部異状なし、疼痛（－） 3食常食 白血球：7,200　　CRP：0.2	*.11.25 処置　do 点滴　do 検査　do
*.11.26 創部異状なし、疼痛（－） 3食常食 白血球：7,100　　CRP：0.1 明日退院予定、退院後の生活について指導。 退院療養計画書発行 →急に無理をしたりせず、様子を見ながら徐々に動くよ 　うにする。	*.11.26 処置　do 点滴　do 検査　do
*.11.27 創部異状なし、予定通り本日退院。 朝のみ常食 退院証明書発行 退院後は外来にて診療継続。（担当：笠井） 次回1週間後来院。	*.11.27 処置　do Rp　ロキソニン60 mg錠　3T ケフレックスカプセル250 mg　3C　　／　分3×7TD （退院時処方）

医療機関名：高沢総合病院
住　　　　所：東京都新宿区西新宿1001
電 話 番 号：03-○○○○-○○○○
医　　　　師：笠井　顕良（外科）
朝野　智宏（麻酔科）

入院診療計画書

※入院治療を行うにあたり、その施設で当該疾患の診療における
診療行為の内容についての計画書です。

_____ 様

入院年月日	令和　　年　　月　　日
病棟・病室	棟　　　　階　　　　　　号室
主病名その他考え得る病名	
症　状主　訴	
治療計画	☐ 保存療法　　☐ 教育入院　　☐ 経過観察 ☐ 精　査　　　☐ 手　術　　　☐ 理学療法 ☐ その他（　　　　　　　　　　　　　　　　　　）
検査予定	☐ C　T　　　☐ MRI　　　☐ 血管撮影 ☐ 心カテ　　☐ 内視鏡　　☐ 超音波 ☐ その他（　　　　　　　　　　　　　　　　　　）
手術予定	
推定入院期間	およそ　　　　　　日・週間・カ月
医師以外の関連職種	職　種　　　　　　氏　名
その他（看護・リハビリ等の計画）	

＊病名等は，現時点で考えられるものであり，今後検査等を進めていくにしたがって変わり得るものであります。
＊入院期間については，現時点で予想されるものです。

令和　　年　　月　　日

　　　　　　　　　　　　　　　　　科　医師 _____ 印

手術説明同意書

　私、＿＿＿＿＿＿＿＿＿＿は、以下の手術が行われることについて説明を受け、同意をいたします。

　病名：
　手術名：
　手術予定日：
　麻酔方法：

　手術の目的と方法：

　術後の経過予想：

　手術の危険性と合併症について：

　通常発生しないが、起こりうる重大な合併症：

　以上、重大な障害を起こさないよう、十分注意して慎重に手術いたします。
　万が一、上記及び他の合併症を生じたときは、早期に適切な対処をする努力をいたします。

　　　　　　　　　令和　　年　　月　　日　氏名＿＿＿＿＿＿＿　㊞

退院療養計画書

（患者氏名）　　　　　　　　殿

令和　　年　　月　　日

病棟 （ 病室 ）	
主治医外の担当者名	
予想される退院日	
退院後の治療計画	
退院後の療養上の留意点	
退院後必要となる 保健医療サービス 又は福祉サービス	
そ　の　他	

注）　退院日等は、現時点で予想されるものである。

（主治医氏名）　　　　　　　　印

退院証明書

※入院診療が終了し退院を証明するものです。

患者氏名：　　　　　　　　　　　　　　　　性別：　男　・　女

生年月日：　　明・大・昭・平・令　　年　　月　　　日　生　　　　　　　　　歳

患者住所：

電話番号：

1．当院の入院にかかる主な傷病名

傷　病　名	転　　帰	転帰日付 (3) 以外
①	(1)　(2)　(3)	
②	(1)　(2)　(3)	
③	(1)　(2)　(3)	

　　　注）転帰欄：(1) 治癒　(2) 寛解・軽快　(3) その他

2．当院入院期間　　　　　年　　月　　　日　～　　　　年　　　月　　　　日

3．当院における算定入院基本料等

入院料等の種別	入　院　期　間
①	年　　月　　日　～　　年　　月　　　日
②	年　　月　　日　～　　年　　月　　　日
③	年　　月　　日　～　　年　　月　　　日

4．選定療養除外期間

①　　　年　　月　　　日　～　　　年　　　月　　　日　　　　　　日間

　　　理由：対象外入院料，治癒（寛解・軽快），除外事項該当他（　　　　　　　　　　　　　　　）

②　　　年　　月　　　日　～　　　年　　　月　　　日　　　　　　日間

　　　理由：対象外入院料，治癒（寛解・軽快），除外事項該当他（　　　　　　　　　　　　　　　）

5．当院退院日における通算対象入院料を算定した期間　　　　　　日間

6．その他

　　　　　　　　　　　　　　　　　　　　　　　　　　　　　　年　　　月　　　日

上記のとおり証明します。　　　　　　　　医療機関名

　　　　　　　　　　　　　　　　　　　　所在地

　　　　　　　　　　　　　　　　　　　　医師氏名　　　　　　　　印

　　　　　　　　　　　　　　　　　　　　電話番号

問題 3　検査・手術同意書、入院・手術証明書

問　次の診療録から「検査・手術同意書」、「入院・手術証明書」を作成しなさい。

過敏症　有　無

診　療　録

公費負担者番号		保険者番号	0 6 1 3 5 6 7 8
公費負担医療の受給者番号		被保険者証・被保険者手帳　記号・番号	6001・4980
		有効期限	令和　年　月　日

受診者	氏名	赤木　萌子			被保険者氏名	
	生年月日	明大(昭)平令 **年 3月 23日	男・(女)		資格取得	昭・平・令　年　月　日
	住所	東京都立川市曙町 9-9-9 電話　042－○○○－○○○○			事業所（船舶所有者） 所在地	
					名称	
	職業	会社員	被保険者との続柄	本人	保険者 所在地	
					名称	

傷病名	職務	開始	終了	転帰	期間満了予定日
腸閉塞	上・外	令和*年 1月18日	年 月 日	治ゆ・死亡・中止	年 月 日
	上・外	年 月 日	年 月 日	治ゆ・死亡・中止	年 月 日
	上・外	年 月 日	年 月 日	治ゆ・死亡・中止	年 月 日
	上・外	年 月 日	年 月 日	治ゆ・死亡・中止	年 月 日

既往症・原因・主要症状・経過等	処方・手術・処置等
令和*年 1 月 18 日 午前中から腹痛が起こり、次第に痛みが増してきたため、14 時 30 分に外来を受診。 嘔吐 2 回　KT：37.8℃　BP：103/76 画像診断から、腸管の詰まりを確認。 X−P、CT 撮影について、放射線科医の読影文書添付（内容省略） （放射線科医　光宗圭吾） 検査の結果腸閉塞と診断、入院し、保存的治療をしながら様子を見る。 禁食 医療機関名：大手町病院 住　　所：東京都千代田区大手町 1000 電話番号：03-○○○○-○○○○ 医　　師：増田亮介（外科）	*.1.18 IM　ソセゴン（2 回） B−末梢血液一般、像（自動機械法）、HbA1c B−CRP B−出血、凝固、血液ガス分析 腹部デジタル X−P（画像記録用 四ツ切 2 枚） 腹部 CT（画像記録用 四ツ切 2 枚） イオパミロン注 300 シリンジ 61.24%　100 mL　1 筒 胃持続ドレナージ キシロカインゼリー　5 mL 点滴─［パンスポリン静注用　1.0 ソルデム 3A 輸液　500 mL　2 袋 ラクテック注　500 mL　2 袋］ 混注　ブスコパン注　20 mg（2 回） 留置カテーテル設置 （膀胱留置用カテーテル 2 管一般Ⅱ　1 本）

傷病名	労務不能に関する意見　意見書に記入した労務不能期間		意見書交付	入院期間	
	自　月　日 至　月　日	日間	年　月　日	自　月　日 至　月　日	日間
	自　月　日 至　月　日	日間	年　月　日	自　月　日 至　月　日	日間
	自　月　日 至　月　日	日間	年　月　日	自　月　日 至　月　日	日間

業務災害又は通勤災害の疑いがある場合は、その旨			
備考		公費負担者番号	
		公費負担医療の受給者番号	

*.1.19 腹痛続く。 嘔吐1回　　KT：38.2℃　　BP：95/65 　　　　　　　　　　　　　　　　禁食	*.1.19 持続ドレーン（その他） IM　do（4回） 混注　do（2回） 点滴—［バンスポリン静注用　1.0 　　　　ソルデム3A輸液　500 mL　2袋 　　　　ラクテック注　500 mL　2袋 　　　　5%G　500 mL　1袋
*.1.20 腹痛がなかなか治まらない。 外科的療法をする方向で今後の説明を行う。 手術を行わなかった場合、腸捻転、腹痛、腸の張りが起こる可能性あり。 KT：38.1℃　　BP：100/78　　　　　　　　禁食	*.1.20 持続ドレーン（その他） IM　do（4回） 点滴　do 混注　do（2回） B-末梢血液一般、HbA1c B-CRP 腹部デジタルX-P（画像記録用　四ツ切2枚） 超音波検査（断層撮影法、胸腹部）
*.1.21 KT：38.1℃　　BP：110/80 14：00　明日手術予定で、具体的な計画と説明を行う。 　（10：00〜　腹腔鏡下腸管癒着剥離術） 検査・手術同意書に本人署名。 手術に伴い行われる麻酔について、問題なし。 　　　　　　　　　　　（麻酔科　相沢忠則） 　　　　　　　　　　　　　　　　禁食	*.1.21 持続ドレーン（その他） IM　do（4回） 点滴　do 腹部CT（画像記録用　四ツ切2枚） 　　イオパミロン注300シリンジ　61.24%　100 mL　1筒
*.1.22 KT：37.9℃　　BP：107/78 予定通り手術施行。 硬膜外麻酔施行　9：50〜 腹腔鏡下腸管癒着剥離術　10：00〜 術後経過観察中。 保険会社への手術証明書を作成。 　　　　　　　　　　　　　　　　禁食	*.1.22 前投薬　［硫アト　1A 　　　　　アタラックス-P注射液　1A 浣腸　グリセリン浣腸「オヲタ」120 mL　1個 下腿弾性ストッキング 硬膜外麻酔（腰部）（9：50〜11：10） 　マーカイン注0.5%　20 mL 腹腔鏡下腸管癒着剥離術（10：00〜11：10） 　イソジン液　50 mL 　生食　50 mL 　硫アト注　2A 　アネトカインゼリー　10 mL 点滴　do

以下省略

入院・手術証明書

作成文書	請求者	各種書類の交付	提出先
入院・手術証明書	患者	医療機関	生命保険給付金の査定のため各保険会社へ提出

【記載事項】

① 氏名、性別、生年月日

　　患者または家族が記入します。

② 傷病名

　　入院の原因となった傷病名、発生年月日、合併症などを診療録などの記載をもとに記入します。

③ 治療期間

　　②の傷病名に関する治療期間と入院期間を診療録の記載をもとに記入します。現在も入院中の場合は、入院中を○で囲みます。

④ 前医または紹介医

　　転院や紹介で入院した場合は、診療録などの記載をもとに記入します。

⑤ 既往症

　　既往症の有無や期間など診療録の記載をもとに記入します。

⑥ 症状・経過・治療

　　②の傷病名に関する症状や経過、治療内容を診療録の記載をもとに記入します。保険の特約により施行手術や特定の検査、あるいは特定の疾病に対して別欄に記入する書式もあるので、記載事項の確認が必要となります。

⑦ 証明する医療機関の所在地、名称、電話番号、診療科、医師名

　　病院の住所、名称、電話番号を記入します。医師名は担当医師に証明内容の最終確認をしてもらう際に、直筆で署名または押印してもらいます。

⑧ 日付

　　文書を作成した日付を記入します。

検査・手術同意書

※検査や手術に際して、医師が説明を行い、十分に理解をしたうえで、
署名・捺印してもらうためのものです。

説明事項

　1．病名・症状

　2．検査名・手術名とその内容および実施予定日

　3．麻酔の方法

　4．検査・手術の必要性と危険性

　5．検査・手術を行わなかった場合の予後

　6．考えられる合併症

　7．他の治療法との比較（利点と危険性）

　8．まれな重大障害（死亡の可能性を含む）

　9．その他

　10．交付した説明書類

患者：＿＿＿＿＿＿＿＿＿＿＿様の検査・手術について，上記項目について説明いたしました。

　　　　　　年　　　　月　　　　日　　　　時　　　　分

　　　　医　師＿＿＿＿＿＿＿＿＿＿＿＿＿＿＿＿＿＿＿印

　　　　立会者＿＿＿＿＿＿＿＿＿＿＿＿＿＿＿＿＿＿＿印

院長 殿

　私は，上記内容に従ってこの度の検査・手術に対する説明を受け，その実施に同意します。
また，検査・手術中に緊急の処置を行う必要が生じた場合は，適宜必要な処置を受けること
を了承します。

　　　　　　　　年　　　　月　　　　日

　　　　患者氏名＿＿＿＿＿＿＿＿＿＿＿印

　　　　住　　所＿＿＿＿＿＿＿＿＿＿＿＿＿＿＿＿＿＿＿

　　　　代諾名＿＿＿＿＿＿＿＿＿＿＿印　（続柄：　　　　　）

　　　　住　　所＿＿＿＿＿＿＿＿＿＿＿＿＿＿＿＿＿＿＿

　　　　＊副本を受領しました。　　　受領者＿＿＿＿＿＿＿＿＿印

入院・手術・通院等証明書（診断書）（保険会社）

①氏名・性別	カルテ番号（　　　）	[男]　[女]	②生年月日	年　月　日

③傷病名	ア. 入院等の原因となった傷病名	※「悪性新生物・上皮新生物」「急性心筋梗塞」「脳卒中」の場合は⑧～⑩項も必ずご記入ください。	傷病発生年月日 年　月　日	いずれかに○をしてください。 [医師推定]　[患者申告]
	イ. アの原因		年　月　日	[医師推定]　[患者申告]
	ウ. 合併症		年　月　日	[医師推定]　[患者申告]

④治療期間	治療期間	初診　年　月　日　～　年　月　日	[終診（治癒）]　[現在加療中]　[中止] [転院（入院）]　[転院（通院）]
	入院期間 ※日帰り入院も含みます	※日帰り入院の場合、入院日・退院日は同日をご記入ください。　※通院は、右面カレンダーへ退院日以降の通院についてご記入ください。 第 1 回目入院　年　月　日～　年　月　日	[退院]　[現在入院中]
		第 2 回目入院　年　月　日～　年　月　日	[退院]　[現在入院中]
		第 3 回目入院　年　月　日～　年　月　日	[退院]　[現在入院中]

⑤前医又は紹介医	[有] [無]	※前医・紹介医「有」の場合、詳細をご記入ください。 医療機関名 その所在地 医師名 病名 前医所見日　年　月　日

⑥発病（受傷）から初診までの経過（いつごろからどのような症状があったか）をご記入ください。

初診時の患者の主訴・所見および経過（検査内容および検査成績、治療内容、経過等）

⑦病理組織診断の有無	[有] [無]	※病理組織診断「有」の場合、詳細をご記入ください。 最終病理 組織診断名　診断確定日　年　月　日

⑧悪性新生物又は上皮新生物の場合	悪性新生物の症状	[皮膚癌]　[上皮内癌]　[非上皮内癌]　[その他]	悪性新生物の区分	[原発]　[再発]　[転移]
	pTNM	T（　　）N（　　）M（　　）	大腸の場合は組織学的壁深達度	[m]　[sm 以深]
	病名告知について	本人には（　年　月　日頃）に病名を（　　）と告げた 家族には（　年　月　日頃）に病名を（　　）と告げた ※病名を付けた家族氏名（　　）続柄（配偶者・子・　　）		

⑨急性心筋梗塞の場合	初診日から 60 日以上、労働制限を必要とする状態が継続しましたか？ （ここでいう労働の制限とは軽い家事等の軽労働や事務等の座業はできるが、それ以上の活動では制限を必要とする場合をいいます。）	[はい]　[いいえ]

⑩脳卒中の場合	初診日から 60 日以上、言語障害、運動失調、麻痺等の他感覚的な神経学的後遺症が継続しましたか？	[はい] [いいえ]	※「はい」の場合、その後遺症の詳細についてご記入ください。

⑪既往症持病	[有] [無]	※既往症・持病等「有」の場合、詳細をご記入ください。 傷病名　（[他院]　病院）・（[当院]　科） 年　月　日　頃～　年　月　日頃まで

⑫手術 今回の傷病に対して実施した手術 ※持続ドレナージ等の処置もご記入ください。	手術名	1) 診療点数区分コード　（K・J　－　　）		手術日	年　月　日	筋骨手術の場合	手・足指の場合、MP関節より	筋腱靱帯の場合、その手術操作	口腔手術の場合、顎骨への手術操作	穿頭術の場合	植皮術の場合
	手術名の種類	該当する項目すべてにレ点をつけてください。 □開頭術　□穿頭術　□開胸術（胸腔鏡含む）　□開腹術（腹腔鏡含む） □経皮的手術・処置　□レーザーによる手術・処置　□カテーテルによる手術・処置 □ファイバースコープ（内視鏡）による手術・処置 ※ファイバースコープ（内視鏡）の種類を以下より選択するか、「その他」の場合はご記入ください。 →　□膀胱鏡　□子宮鏡　□喉頭直達鏡　□その他（　　　　　　　　　　）				観血 非観血	中枢 関節上 非観血	あり なし	あり なし	新たな穿頭による 既存の穿頭穴を使用	25cm²以上 25cm²未満
	手術名	1) 診療点数区分コード　（K・J　－　　）		手術日	年　月　日	筋骨手術の場合	手・足指の場合、MP関節より	筋腱靱帯の場合、その手術操作	口腔手術の場合、顎骨への手術操作	穿頭術の場合	植皮術の場合
	手術名の種類	該当する項目すべてにレ点をつけてください。 □開頭術　□穿頭術　□開胸術（胸腔鏡含む）　□開腹術（腹腔鏡含む） □経皮的手術・処置　□レーザーによる手術・処置　□カテーテルによる手術・処置 □ファイバースコープ（内視鏡）による手術・処置 ※ファイバースコープ（内視鏡）の種類を以下より選択するか、「その他」の場合はご記入ください。 →　□膀胱鏡　□子宮鏡　□喉頭直達鏡　□その他（　　　　　　　　　　）				観血 非観血	中枢 関節上 非観血	あり なし	あり なし	新たな穿頭による 既存の穿頭穴を使用	25cm²以上 25cm²未満

⑬放射線照射 ※内照射も含みます。	療法名または照射部位			期間	開始　年　月　日 終了　年　月　日	総線量	ラド グレイ Mci
	診療点数区分コード　（M　－　　）						

⑭先進医療について	治療の種類	※貴院にて評価療養としての施行が認められている先進医療	治療の実施期間と回数	年　月　日～　年　月　日 （実施回数）　　　　　　　　回
	貴院における当該先進医療の承認年月日 年　月　日		技術料	患者が受領した先進医療の技術料のみご記入ください。 円

⑮通院日　※カレンダーに当該月をご記入いただき、通院日に○印をつけてください。
なお、入院日のご記入は不要です。

診療年月	通院治療費（往診含む）																各月合計
年　月	1　2　3　4　5　6　7　8　9　10　11　12　13　14　15　16 17　18　19　20　21　22　23　24　25　26　27　28　29　30　31																日
年　月	1　2　3　4　5　6　7　8　9　10　11　12　13　14　15　16 17　18　19　20　21　22　23　24　25　26　27　28　29　30　31																日
年　月	1　2　3　4　5　6　7　8　9　10　11　12　13　14　15　16 17　18　19　20　21　22　23　24　25　26　27　28　29　30　31																日
年　月	1　2　3　4　5　6　7　8　9　10　11　12　13　14　15　16 17　18　19　20　21　22　23　24　25　26　27　28　29　30　31																日
年　月	1　2　3　4　5　6　7　8　9　10　11　12　13　14　15　16 17　18　19　20　21　22　23　24　25　26　27　28　29　30　31																日
年　月	1　2　3　4　5　6　7　8　9　10　11　12　13　14　15　16 17　18　19　20　21　22　23　24　25　26　27　28　29　30　31																日
年　月	1　2　3　4　5　6　7　8　9　10　11　12　13　14　15　16 17　18　19　20　21　22　23　24　25　26　27　28　29　30　31																日

以下の通り証明します

令和　年　月　日　　　　　　　合計　　　日

病院（診療所）所在地　　　　　　　　　　電話番号　（　　　　　）　　－

病院（診療所）名　　　　　　　　　　所属診療科名

医師名　　　　　　　　　㊞

問題 4　入院診療計画書、手術同意書、退院証明書

問　次の診療録から「入院診療計画書」、「手術同意書」、「退院証明書」を作成しなさい。

診　療　録

病院 76 床（外科）

第 43 号

負担率　2 割

公費負担者番号		
公費負担医療の受給者番号		

保　険　者　番　号　　1 3 3 2 3 1

受診者	氏　名	トウジョウ サキコ **東條　咲子**

被保険者手帳	記 号・番 号	組 12A　・　1256
	有 効 期 限	令和　　　年　　　月　　　日
	被 保 険 者 氏 名	東條　茂幸

生 年 月 日　明大昭平　** 年　7 月　26 日　男・女

資 格 取 得　昭和 平成 令和　　年　　月　　日

住　所　中央区○○町 1-10　○○-□□□□-××××

事業所所在地	所 在 地	電話　　　局　　　番
	名　　称	

職　業　　　被保険者との続柄　次女

保険者	所 在 地	電話　　　局　　　番
	名　　称	全国左官タイル

	傷　病　名	職務	開　始	終　了	転　帰	期間満了予定日
1)	（主）左外鼠径ヘルニア	上・外	令和＊年 9月25日	年 月 日	治ゆ・死亡・中止	年 月 日
2)		上・外	年 月 日	年 月 日	治ゆ・死亡・中止	年 月 日
3)		上・外	年 月 日	年 月 日	治ゆ・死亡・中止	年 月 日
4)		上・外	年 月 日	年 月 日	治ゆ・死亡・中止	年 月 日

既往症・原因・主要症状・経過等	処 方・手 術・処 置 等
令和＊年 10 月 4 日 　外来より手術希望により入院 　症状：痛みなし。歩行に違和感がある。 　(PM4：00) 　本日食無 　治療計画について文書による説明を実施 　術式　腹腔鏡下ヘルニア手術(LPEC法)(10/5　AM9:00～) 　　　　臍下、下腹部と鼠径部の3箇所に穴をあけ、 　　　　腹腔鏡と呼ばれるカメラと手術器具を入れ、 　　　　LPEC針という特殊な糸付き穿刺針を用いて、 　　　　ヘルニア嚢の全周に糸を通して、その糸を結 　　　　ぶことでヘルニアの入り口を閉じる治療法。 　麻酔　全身麻酔 　食事　本日夕食から食べられない。術後3時間で水 　　　　分摂取をしてみて問題がなければ、明日の夕 　　　　食から食べられる。水分制限については、麻 　　　　酔医からの指示を受けること。 　女児の場合 　　　　鼠径部には子宮を固定する靭帯が走っている。 　　　　従来法ではこれを牽引・剥離する必要があっ 　　　　たが腹腔鏡下手術ではそれがないので、今後 　　　　この手術が原因の不妊症という可能性は低い。	*/10/4 　1) 尿一般 (E、Z、ウロビリノゲン) 　2) 検血 (R、W、Hb、Ht、Pl) 　3) 胸部 X-P (デジタル撮影) 　　　画像記録用フィルム 六 ×1 医療機関名：東台病院 郵 便 番 号：○○○-×××× 住　　　所：東京都江東区○○○○ 電 話 番 号：03-○○○○-○○○○ 医　　　師：外山　義明 (外科) 　　　　　　本間　忠　(麻酔科)

届出等	一般病棟 13 対 1 入院基本料　　　　療養環境加算 地域加算 1 級地　　　　　　　　　短期滞在手術基本料 3	食事療養費（Ⅰ） 食堂加算

※ 薬剤師常勤

29

既往症・原因・主要症状・経過等	処　方・手　術・処　置　等
*/10/4　 　費用　　手術料は従来法よりも約2倍違い、高くなる 　　　　　が、入院日数が少ないのでトータルで考えれ 　　　　　ば、大きな差はない。 　合併症　従来の開腹手術に比べると合併症の発症確率 　　　　　が高いという報告がされているが、当院では 　　　　　合併症や再発といった治療成績に問題はない。 　以上の説明後、同意書をもらう。 */10/5 　腹腔鏡下ヘルニア手術（LPEC法）AM 9:00～ 　食事は夕食からとる。 　※外来分は作成済とする（投薬・血液検査なし） 　※酸素＝LGC　1L　0.3円 　術後　　　ほとんど寝ている。 　　　　　　術後、3時間で、水分摂取。 　　　　　　問題なければ、夕食から食事を取る。 　　　　　　夕食後は、院内歩行も可。 　　　　　　但し、激しい動きは、不可。 */10/6 　退院前検診 　昨日の夕食も完食。 　腹部の痛み、気分が悪いということもなく順調。 　明日、退院予定。 　退院後の注意 　　傷口には触らない。 　　清潔に保つ。 　　2週間くらいは、飛んだり跳ねたりしない。 */10/7 　傷口異常なし。予定通り本日退院。 　外来にて経過観察のため、5日後に来院する。 　退院証明書を作成。	 */10/5 　1）腹腔鏡下ヘルニア手術（LPEC法） 　2）閉鎖循環式全身麻酔 5（ロ）　30分 　　　｜笑気ガス　90 L 　　　｜プロポフォール注1%「F」　20 mL 　　　｜ラボナール　300 mg　1A 　　　｜レラキシン　200 mg　1瓶 　　　｜酸素　100 L */10/6 　1）傷口の消毒 */10/7 　1）傷口の消毒

1 入院診療計画書

【記載事項】

① 患者氏名、日付

患者氏名を記入します。

文書を作成した日付を記入します。

② 病棟（病室）

病棟、病室を記入します。

③ 主治医以外の担当者名

今回の入院診療にかかわる、看護師・栄養士・薬剤師・麻酔医などの氏名を記入します。

④ 病名

診療録などの記載をもとに記入します。

⑤ 症状

患者の現状を診療録をもとに記入します。

⑥ 治療計画

手術希望の入院のため、手術名を診療録をもとに記入します。

⑦ 検査内容および日程

手術の日付、予定開始時刻、麻酔をするようであれば麻酔の種類、手術の所要時間を記入します。

⑧ 推定される入院期間

予定されている入院期間を記入します。

⑨ その他（看護計画、リハビリテーションなどの計画）

術後の計画を診療録をもとに記入します（水分や食事の摂取などのこと）。

⑩ 主治医氏名

主治医氏名の記入は、内容の確認を行ってもらうときに直筆で署名および押印をしてもらいます。

⑪ 本人・家族署名欄

入院診療計画書の説明をした後に、署名をしてもらいます。

入院診療計画書

※入院にあたり、今後の計画を立て患者とのインフォームド・コンセントに使用。

（患者氏名）＿＿＿＿＿＿＿＿＿＿＿殿

令和　　年　　月　　日

病棟（病室）	
主治医以外の担当者名	
病　　　　　名 （他に考え得る病名）	
症　　　　　状	
治　療　計　画	
検査内容及び日程	
手術内容及び日程	
推定される入院期間	
その他 ・看護計画 ・リハビリテーション 等の計画	

注1）病名等は、現時点で考えられるものであり、今後検査等を進めていくにしたがって変わり
　　　得るものである。
注2）入院期間については、現時点で予想されるものである。

（主治医氏名）＿＿＿＿＿＿＿＿＿＿＿㊞

（本人・家族）＿＿＿＿＿＿＿＿＿＿＿

2 手術同意書

【記載事項】

① 患者氏名、日付

患者氏名を記入します。

文書を作成した日付を記入します。

② 病名

診療録などの記載をもとに記入します。

③ 症状

患者の現状を診療録をもとに記入します。

④ 治療計画

手術前日の注意事項や、術後の予定を診療録の記載をもとに記入します。

⑤ 検査内容および日程

手術前に行った検査などを診療録の記載をもとに記入します。

⑥ 手術内容および日程

手術の日付、予定開始時刻、麻酔をするようであれば麻酔の種類、手術の術式などを診療録をもとに記入します。

⑦ 手術後に起こりうる症状とその際の対処

合併症など手術後に起こりうる症状などを診療録の記載をもとに記入します。

⑧ 主治医氏名

主治医氏名の記入は、内容の確認を行ってもらうときに直筆で署名および押印をしてもらいます。

⑨ 本人・家族署名欄

手術同意書の内容を説明をした後に、署名をしてもらいます。

手術同意書

（患者氏名）　　　　　　　　　　　　　　殿

令和　　年　　月　　日

病　　　　　名	
症　　　　　状	
治　療　計　画	
検査内容及び日程	
手術内容及び日程	
手術後に起こりうる症状とその際の対処	

（主治医氏名）　　　　　　　　　　　印

　私は、現在の疾病の診療に関して、上記の説明を受け、十分に理解した上で手術を受けることに同意します。

（患者氏名）　　　　　　　　　　　印

3 退院証明書

【記載事項】

① 患者氏名、性別、生年月日、年齢、患者住所、電話番号

　　患者氏名、性別、生年月日、年齢、患者住所、電話番号を診療録の記載をもとに記入します。

② 当院入院にかかる主な傷病名

　　傷病名、転帰、転帰日付を診療録の記載をもとに記入します。

③ 当院入院期間

　　診療録をもとに記入します。

④ 当院における算定入院基本料など

　　診療録の届出などの欄に記載があるので、記入します。また、何床かも診療録の記載をもとに記入します。

⑤ 選定療養除外期間

　　選定療養の期間がある場合は、診療録の記載をもとに記入します。

⑥ 当院退院日における通算対象入院料を算定した期間

　　入院日数を診療録をもとに記載します。

⑦ その他

　　退院後の注意事項などを診療録の記載をもとに記入します。

⑧ 日付

　　文書を作成した日付を記入します。

⑨ 医療機関名、所在地、医師氏名、電話番号

　　医療機関名、所在地、電話番号を記入します。

　　医師氏名は、証明書内容の確認を行ってもらうときに直筆で署名および捺印をしてもらいます。

退院証明書

※入院診療が終了し退院を証明するものです。

患者氏名：　　　　　　　　　　　　　　　　性別：　男　・　女

生年月日：　明・大・昭・平・令　　　年　　月　　日生　　　　　　　　歳

患者住所：

電話番号：

1．当院の入院にかかる主な傷病名

傷　病　名	転　帰	転帰日付 (3) 以外
①	(1)　(2)　(3)	
②	(1)　(2)　(3)	
③	(1)　(2)　(3)	

注）転帰欄：(1) 治癒　(2) 寛解・軽快　(3) その他

2．当院入院期間　　　　年　　月　　日　～　　　年　　月　　日

3．当院における算定入院基本料等

入院料等の種別	入　院　期　間
①	年　　月　　日　～　　年　　月　　日
②	年　　月　　日　～　　年　　月　　日
③	年　　月　　日　～　　年　　月　　日

4．選定療養除外期間

① 　　年　　月　　日　～　　年　　月　　日　　　　　　　日間

　　理由：対象外入院料，治癒（寛解・軽快），除外事項該当他（　　　　　　　　　　　　　）

② 　　年　　月　　日　～　　年　　月　　日　　　　　　　日間

　　理由：対象外入院料，治癒（寛解・軽快），除外事項該当他（　　　　　　　　　　　　　）

5．当院退院日における通算対象入院料を算定した期間　　　　　　日間

6．その他

　　　　　　　　　　　　　　　　　　　　　　　　　　　年　　月　　日

上記のとおり証明します。　　　　　　　　医療機関名

　　　　　　　　　　　　　　　　　　　　所在地

　　　　　　　　　　　　　　　　　　　　医師氏名　　　　　　　　印

　　　　　　　　　　　　　　　　　　　　電話番号

問題5　健康保険傷病手当金支給申請書、処方箋

問　次の診療録から「健康保険傷病手当金支給申請書」、＊.10.25分の「処方箋」を作成しなさい。

診　療　録

過敏症	有 無					

公費負担者番号				保険者番号	0 6 1 3 5 3 0 9

公費負担医療の 受給者番号			被保険者手帳・被保険者証	記号・番号	2008・0604
				有効期限	令和　年　月　日

受診者	氏　名	久代　健吾		被保険者氏名	
	生年月日	明大**昭**平令　＊＊年　3月18日　**男**・女		資格取得	昭・平・令　年　月　日
	住　所	〒191-0011 東京都日野市日野本町7-8-9 電話　042 － 587 －○○○○		事業所（所有者・船舶）	所在地 名　称
	職　業		被保険者との続柄　本人	保険者	所在地 名　称

傷　病　名	職務	開　始	終　了	転　帰	期間満了予定日
うつ病	上・外	令和＊年10月 4日	年 月 日	治ゆ・死亡・中止	年 月 日
	上・外	年 月 日	年 月 日	治ゆ・死亡・中止	年 月 日
	上・外	年 月 日	年 月 日	治ゆ・死亡・中止	年 月 日
	上・外	年 月 日	年 月 日	治ゆ・死亡・中止	年 月 日

既往症・原因・主要症状・経過等	処方・手術・処置　等
令和＊年10月4日 2ヶ月前に交通事故で両親を亡くし、49日を過ぎた頃から眠れなくなる、やる気が起きないなどの症状が出始めた。心因性のうつ病と診断、軽めの処方で様子を見る。	＊.10.4 　Rp①デパス錠0.5 mg　1T 　　トフラニール錠10 mg　1T　／　分1就寝前14日分
＊.10.18 不安感を強く感じるようになった。 薬があまり効かず、不眠はほとんど改善されていない。 処方内容を変えて様子を見る。	＊.10.18 　Rp②アモキサンカプセル10 mg　1C 　　デパス錠0.5 mg　1T　／　分1就寝前7日分 　　③デパス錠0.5 mg　1T　10P（不眠時）
＊.10.25 体がだるく、朝なかなか起き上がれなくなる。 出社するのが困難な状況と判断。 処方を内容を変えて、1ヶ月の自宅療養で様子を見る。	＊.10.25 　Rp④アモキサンカプセル10 mg　3C 　　デパス錠1 mg　3T 　　レキソタン錠1 mg　3T　／　分3毎食後30日分 　③dō
＊.11.25 自宅療養で改善が見られる。 引き続き様子を見るが、出社は可能と判断。 傷病手当金支給申請書を作成。	医療機関名：八王子中央病院 住　　所：東京都八王子市子安町9-9-9 電話番号：042-624-○○○○ 医　　師：杉本佑貴

傷　病　名	労務不能に関する意見		入　院　期　間	
	意見書に記入した労務不能期間	意見書交付		
	自　月　日 至　月　日　日間	年　月　日	自　月　日 至　月　日	日間
	自　月　日 至　月　日　日間	年　月　日	自　月　日 至　月　日	日間
	自　月　日 至　月　日　日間	年　月　日	自　月　日 至　月　日	日間

業務災害又は通勤災害の疑いがある場合は、その旨	

備考	病院（30床） 院外処方せん	公費負担者番号				
		公費負担医療の 受給者番号				

1　健康保険傷病手当金支給申請書

作成文書	請求者	各種書類の交付	提出先
健康保険傷病手当金支給申込書	患者（被保険者）	医療機関	事業主　→　保険者

【記載事項】

①　病気休業中に被保険者とその家族の生活を保障するため、一定の条件を満たせば退職後も継続します。

②　被保険者が記入するところ
　　　患者が記入します。

③　事業主が記入するところ
　　　事業主が記入します。

医師もしくは医療機関では、以下の事項について記入します。

④　患者氏名
　　　患者名を記入します。

⑤　傷病名
　　　治療を行った（行っている）傷病名を診療録の記載をもとに記入します。

⑥　発病または負傷の年月日
　　　⑤の傷病名が発生した日付を診療録などの記載をもとに記入します。わからない場合は、「不明」や「不詳」と記入します。

⑦　療養の給付の開始年月日
　　　⑤の傷病名で当院に初めて受診した年月日を診療録などの記載をもとに記入します。

⑧　発病または負傷の原因
　　　⑤の傷病名の原因を診療録などの記載をもとに記入します。わからない場合は、「不明」や「不詳」と記入します。

⑨　労務不能と認めた期間
　　　被保険者の記入欄の「療養のため休んだ期間」の日付を参考に記入します。
　　　労務不能と認めた期間を主治医に確認のうえ記入します。

⑩　入院期間
　　　労務不能と認めた期間の中で入院期間がある場合に期日と日付を記入します。

⑪　療養費用の別
　　　医療費を徴収した保険区分のうち、該当するものを○で囲みます。

⑫　転帰
　　　労務不能となった傷病の状態のうち、該当するものを○で囲みます。

⑬　診療実日数
　　　病院に受診した日数を記入し、該当する日付を○で囲みます。

⑭　傷病の主たる病状および経過概要

　　⑤の傷病名に関する症状や治療内容、傷病の経過などを診療録などの記載をもとに記入します。

⑮　人工透析を実施または人工臓器を装着したとき

　　該当する場合は、該当項目の実施開始日や装着日を記入し、該当項目を○で囲みます。

⑯　日付

　　文書を作成した日付を記入します。労務不能と認めた期間の最終日の前日以前の日付は記入できません。

⑰　医療機関の所在地・医療機関の名称・医師の氏名

　　医療機関の住所・名称を記入します。医師の氏名欄は、医師に証明内容の最終確認をしてもらう際に、直筆で署名または押印してもらいます。

届出コード

健康保険傷病手当金支給申請書（第　　回）

◎記入方法および添付書類等については、別紙「記入例」「添付書類について」を確認してください。
◎「※」印欄は記入しないでください。

被保険者が記入するところ

㋐ 被保険者証の記号・番号	㋑ 被保険者の生年月日	届出種別	受付年度	通番	グループ
－	5：昭和　7：平成　年　月　日	0 1	令和　※　年	※	※

㋒ 被保険者（申請者）の氏名と印	（フリガナ）　印	㋓ 被保険者の資格を取得した年月日	昭和 平成 令和　年　月　日
㋔ あなたの仕事の具体的な内容			
㋕ 被保険者（申請者）の住所	郵便番号　－　［受取人情報］／［被保険者情報］	（フリガナ）都道府県　電話（　　）	

㋖ 傷病名	㋗ 初診日	※起算日	※前回記録 0：なし 1：あり	※請求年月日	※特別支給コード	※回数
1)	年　月　日	年　月　日		年　月　日		
2)	年　月　日	年　月　日		※労務不能日　年　月　日		
3)	年　月　日	年　月　日				

㋘ 発病時の状況を詳しく（負傷の場合は右面㋙を記入してください。）

㋙ 第三者行為によるものですか　□はい　□いいえ
「はい」の場合は「第三者行為による傷病届」を提出してください。

㋚ 療養のため休んだ期間（申請期間）　令和　年　月　日から　令和　年　月　日まで　日間　自　年　月　日　至　年　月　日

㋛ 上記㋚の療養のため休んだ期間（申請期間）の報酬を受けましたか。または今後受けられますか。	□受けた　□受けない　□今後受ける　□今後も受けない
㋜ 上記㋛で「受けた」（今後受ける）と答えた場合、その報酬の額と、その報酬支払いの基礎となった（なる）期間を記入してください。	令和　年　月　日から　令和　年　月　日まで　円
㋝「障害厚生年金」または「障害手当金」を受給していますか。受給している場合、どちらを受給していますか。	□はい　□いいえ　□請求中　□障害厚生年金　□障害手当金
㋞ 上記㋝で「はい」または「請求中」と答えた場合、受給の要因となった（なる）傷病名を記入してください。	
㋟ 上記㋝で「はい」または「請求中」と答えた場合、基礎年金番号、年金コード、支給開始年月日、年金額を記入してください。（「請求中」と答えた場合は、基礎年金番号のみを記入してください。）	基礎年金番号　年金コード　支給開始年月日　年　月　日　年金額　円
㋠ 資格喪失した方で、その後も継続して傷病手当金を申請する場合、老齢または退職を事由とする公的年金を受給していますか。	□はい　□いいえ　□請求中
㋡ 上記㋠で「はい」または「請求中」と答えた場合、基礎年金番号、年金コード、支給開始年月日、年金額を記入してください。（「請求中」と答えた場合は、基礎年金番号のみを記入してください。）	基礎年金番号　年金コード　支給開始年月日　年　月　日　年金額　円
㋢ 労災保険から休業補償給付を受けている期間の傷病手当金の申請ですか。	□はい　□いいえ　□労災請求中
㋣ 上記㋢で「はい」または「労災申請中」と答えた場合、支給元または請求先の労働基準監督署名を記入してください。	支給（請求）労働基準監督署名　労働基準監督署

㋠ 介護保険法のサービスを受けたとき	保険者番号	被保険者番号	保険者名称

※

減額1	期間 自　年　月　日	至　年　月　日	日数　日	金額	区分 0：障害年金以外　1：障害年金等
減額2	期間 自　年　月　日	至　年　月　日	日数　日	金額	区分 0：障害年金以外　1：障害年金等
減額3	期間 自　年　月　日	至　年　月　日	日数　日	金額	区分 0：障害年金以外　1：障害年金等
不支給1	期間 自　年　月　日	至　年　月　日	不支給2 期間 自　年　月　日	至　年　月　日	103条　104条　108条
不支給3	期間 自　年　月　日	至　年　月　日	不支給4 期間 自　年　月　日	至　年　月　日	0：非該当 1：該当
不支給理由		法定支給額　円	支給日数　日	支払方法	2：個人場合　3：その他

振込希望口座	支払区分	1　金融機関			
		㊕　金融機関コード	㊕	銀行 金庫 信組	店　・　本　店 支店・出張所
		※		信連・信魚連 農協・漁協	本所・支所 本店・支店
		㊕ 預金種別　1:普通 4:通知 2:当座 3:別段	口座番号	口座名義	（フリガナ）

給付金に関する受領を代理人に委任する（申請者名義以外の口座に振込を希望される）場合に記入してください。

受取代理人の欄	本申請書に基づく給付金に関する受領を代理人に委任します。　　　　　　　　　　　　　　　令和　　年　　月　　日			
	被保険者 （申請者）	住　所 氏　名　　　　　　　　　　　　　　　㊞		
	受取人情報	代理人の氏名と印	（フリガナ） 　　　　　　　　　　　　　　　　㊞	委任者と代理人との関係	
		代理人の住所	（〒　　　　－　　　　）　　　　　電話　　　　（　　　　）	

負傷原因記入欄　初回申請時のみ記入してください。

	㊕負傷の原因について記入してください。（該当する□にチェック（☑）してください。）	
被保険者が記入するところ	［負傷日時・場所等］ 1. いつケガ（負傷）をしましたか。 　令和　　年　　月　　日（　曜日） □午前・□午後　　　時　　　分頃 2. ケガ（負傷）をした日は次のうちどの日でしたか。 □出勤日　・□休日（定休日・休暇含む） □その他（　　　　　　　　　　　　　　　） 3. ケガ（負傷）をした時は次のうちどの時帯でしたか。 □勤務時間中　・□通勤途中　（□出勤・□退勤） □出張中　・□私用　・□その他（　　　　　） 4. ケガ（負傷）をした場所はどこでしたか。 □会社内　・□道路上　・□自宅 □その他（　　　　　　　　　　　　　　　　） 5. ケガをした原因で次にあてはまる場合がありますか。 □交通事故　・□暴力（ケンカ） □スポーツ中　（□職場の行事　・□職場の行事以外） □動物による負傷　（飼い主　□有・□無　） □あてはまらない 6. 「上記5」に当てはまる原因がある場合、あなたは被害者ですか。 相手□有──┤□あなたは被害者 　　　　　└□あなたは加害者 　　　□無 ※相手のいる負傷の場合は、「第三者の行為による傷病届」が必要となります。	［受診した医療機関］ 7. 診察を受けた医療機関名とその期間等 医療機関名 令和　年　月～令和　年　月　□治癒・□治療中 医療機関名 令和　年　月～令和　年　月　□治癒・□治療中 8. 負傷したときの状況（原因）を具体的に記入してください。 8. 被保険者が代表取締役等役員の方の場合 労災保険に特別加入していますか。　□加入有　・□加入無

社会保険労務士の提出代行者印	㊞	令和　　年　　月　　日提出 受付日付印

労務に服することができなかった期間を含む賃金計算期間の勤務状況および賃金支払状況等を記入してください。

事業主が証明するところ

㋩ 勤務状況（出勤は○で、有給は△で、公休は公で、欠勤は／でそれぞれ表示してください。）		出勤	有給
年　月	1 2 3 4 5 6 7 8 9 10 11 12 13 14 15 16 17 18 19 20 21 22 23 24 25 26 27 28 29 30 31　計	日	日
年　月	1 2 3 4 5 6 7 8 9 10 11 12 13 14 15 16 17 18 19 20 21 22 23 24 25 26 27 28 29 30 31　計	日	日
年　月	1 2 3 4 5 6 7 8 9 10 11 12 13 14 15 16 17 18 19 20 21 22 23 24 25 26 27 28 29 30 31　計	日	日

㋪ 労務に服することができなかった期間に対して、賃金を支給しました（します）か？
□はい　・　□いいえ

㋫ 労務に服することができなかった期間を含む賃金計算期間の賃金支給状況を下欄に記入してください。

給与の種類（○で囲んでください）	賃金計算	
月給　日給　日給月給	締日	日
時間給　歩合給　その他	支払日	当月 翌月　日

支給した（する）賃金内訳　区分＼期間	単価	月　日 ～　月　日分 支給額	月　日 ～　月　日分 支給額	月　日 ～　月　日分 支給額
基本給				
通勤手当				
住居手当				
扶養手当				
手当				
手当				
現物給与				
計				

●賃金計算方法（欠勤控除計算方法等）について記入してください。

担当者氏名

上記のとおり相違ないことを証明します。　令和　年　月　日

事業所所在地
事業所名称
事業主氏名　　㊞　　電話　（　　）

「初回申請分」には、労務に服することができなかった期間を含む賃金計算期間とその期間前1カ月分の賃金台帳と出勤簿（タイムカード）の写しを貼付してください。

療養担当者が意見を記入するところ

患者氏名			
傷病名	(1) (2) (3)	㋬ 療養の給付開始年月日（初診日）	(1)　年　月　日 (2)　年　月　日 (3)　年　月　日
発病または負傷の年月日	令和　年　月　日　発病 負傷	発病または負傷の原因	
㋭ 労務不能と認めた期間	年　月　日から 年　月　日まで　日間		
㋮ ㋭のうち入院期間	年　月　日から 年　月　日まで　日間入院	療養費用の別	健保　自費　公費（　　）　その他
		転帰	治癒　継続　中止　転医
診療実日数　日	診察日を○で囲んでください。	月	1 2 3 4 5 6 7 8 9 10 11 12 13 14 15 16 17 18 19 20 21 22 23 24 25 26 27 28 29 30 31
		月	1 2 3 4 5 6 7 8 9 10 11 12 13 14 15 16 17 18 19 20 21 22 23 24 25 26 27 28 29 30 31
		月	1 2 3 4 5 6 7 8 9 10 11 12 13 14 15 16 17 18 19 20 21 22 23 24 25 26 27 28 29 30 31

㋯ ㋭の期間中における「主たる症状および経過」　「治療内容、検査結果、療養指導」等（詳しく）

手術年月日	令和　年　月　日
退院年月日	令和　年　月　日

症状経過からみて従来の職業について労務不能と認められた医学的な所見

人工透析を実施または人工臓器を装着したとき	人工透析を実施または人工臓器を装着した日	昭和・平成・令和　年　月　日
	人工臓器等の種類	ア．人工肛門　イ．人工関節　ウ．人工骨頭　エ．心臓ペースメーカー　オ．人工透析　カ．その他（　　）

上記のとおり相違ありません。　令和　年　月　日

医療機関の所在地
医療機関の名称
医師の氏名　　㊞　　電話　（　　）

2　処方箋

作成文書	請求者	各種書類の交付	提出先
処方箋		医療機関	患者　→　調剤薬局

【記載事項】

① 患者情報、保険情報、医療機関名、保険医名

　　患者情報

　　　…調剤を受ける患者の氏名、生年月日、性別、負担割合などを記載します。

　　保険情報

　　　…患者の加入している医療保険の種類や被保険者証の保険者番号などを記載します。

　　医療機関名、保険医名

　　　…処方箋を交付した医療機関名と保険医名を記載します。

② 処方箋交付日および使用期間

　　患者に処方箋を交付した年月日を記載します。使用期間の記載は省略しますが、次のような場合は使用期間を明記します。

　　・規定を超えた有効期間が必要な場合（旅行などにより）

　　・症状により必ず 3 日以内に調剤を受ける必要があるなど、緊急を要する場合

③ 処方内容

　　処方内容を記載します。この処方内容に基づいて調剤が行われます。

④ 備考欄には、次のような事項を記載します。

　　保険薬局が調剤を行うにあたって留意すべき事項。

　　麻薬を処方した場合は、患者の住所および麻薬施用者（保険医）の免許証の番号。

　　6 歳未満の患者の場合は「6 歳」と、後期高齢者で一般・低所得者の患者の場合は「高一」と、後期高齢者で現役並み所得者の患者の場合は「高 7」と記載します。

　　「処方」欄に先発医薬品の銘柄名を記載した処方箋を交付した医師が、当該先発医薬品を後発医薬品にすべて変更不可の場合は「保険医署名」欄に署名するか、または記名、押印をします。

様式第二号（第二十三条関係）（令和 6 年 9 月までの様式）

処　方　箋
（この処方箋は、どの保険薬局でも有効です）

公費負担者番号						保険者番号							
公費負担医療 の受給者番号						被保険者証・被保険 者手帳の記号・番号					（枝番）		

患者	氏　名		保険医療機関の 所在地及び名称 電　話　番　号 保 険 医 氏 名　　　　　　　　　　㊞
	生年月日	明 大 昭 平 令　　年　月　日　男・女	
			都道府県 番号　　　　点数表 番号　　　医療機関 コード
	区　分	被保険者　　　　被扶養者	

交付年月日	令和　　年　月　日	処方箋の 使用期間	令和　　年　月　日	特に記載のある場合を除き、 交付の日を含めて 4 日以内に 保険薬局に提出すること。

処 方	変更不可	個々の処方薬について、後発医薬品（ジェネリック医薬品）への変更に差し支えがあると判断した場合には、 「変更不可」欄に「✓」又は「×」を記載し、「保険医署名」欄に署名又は記名・押印すること。
		リフィル可 □ （　　　回）

備 考	保険医署名	「変更不可」欄に「✓」又は「×」を記載した 場合は、署名又は記名・押印すること。
	保険薬局が調剤時に残薬を確認した場合の対応（特に指示がある場合「✓」又は「×」を記載すること。） 　　　　□保険医療機関へ疑義照会した上で調剤　　　　　　□保険医療機関へ情報提供	

調剤実施回数（調剤回数に応じて、□に「✓」又は「×」を記載するとともに、調剤日及び次回調剤予定日を記載すること） 　□1回目調剤日　（　　年 月 日）　□2回目調剤日　（　　年 月 日）　□3回目調剤日　（　　年 月 日） 　　次回調剤予定日（　　年 月 日）　　　次回調剤予定日（　　年 月 日）

調剤済年月日	令和　　年　月　日	公費負担者番号	
保険薬局の所在 地 及 び 名 称 保険薬剤師氏名	㊞	公費負担者医療 の受給者番号	

備考 1．「処方」欄には、薬名、分量、用法及び用量を記載すること。
　　2．この用紙は、日本工業規格 A 列 5 番を標準とすること。
　　3．療養の給付及び公費負担医療に関する費用の請求に関する省令（昭和 51 年厚生省令第 36 号）第 1 条の公費負担医療については、「保険医療機関」
　　　とあるのは「公費負担医療の担当医療機関」と、「保険医氏名」とあるのは「公費負担医療の担当医師名」と読み替えるものとすること。

様式第二号（第二十三条関係）（令和 6 年 10 月からの新様式）

処　方　箋
（この処方箋は、どの保険薬局でも有効です）

公費負担者番号								保険者番号							
公費負担医療 の受給者番号								被保険者証・被保険 者手帳の記号・番号							（枝番）

患者	氏　名		保険医療機関の 所在地及び名称 電　話　番　号 保　険　医　氏　名　　　　　　　　　㊞		
	生年月日	明 大 昭 平 令　　年　月　日　　男・女	都道府県 番号	点数表 番号	医療機関 コード
	区　分	被保険者　　　　　　被扶養者			

交付年月日	令和　　年　　月　　日	処方箋の 使用期間	令和　　年　　月　　日	特に記載のある場合を除き、 交付の日を含めて 4 日以内に 保険薬局に提出すること。

処方	変更不可 （医療上必要）　患者希望	個々の処方薬について、医療上の必要があるため、後発医薬品（ジェネリック医薬品）への変更に差し支えがあると判断した場合には、「変更不可」欄に「✓」又は「×」を記載し、「保険医署名欄」に署名又は記名・押印すること。また患者の希望を踏まえ先発医薬品を処方した場合には「患者希望」欄に「✓」又は「×」を記載すること。
		リフィル可　□　（　　　回）

備考	保険医署名	（「変更不可」欄に「✓」又は「×」を記載した 場合は、署名又は記名・押印すること。）
	保険薬局が調剤時に残薬を確認した場合の対応（特に指示がある場合「✓」又は「×」を記載すること。） □保険医療機関へ疑義照会した上で調剤　　　　□保険医療機関へ情報提供	

調剤実施回数（調剤回数に応じて、□に「✓」又は「×」を記載するとともに、調剤日及び次回調剤予定日を記載すること）
　□1 回目調剤日（　年　月　日）　□2 回目調剤日（　　年　月　日）　□3 回目調剤日（　年　月　日）
　次回調剤日（　年　月　日）　　　次回調剤予定日（　　年　月　日）

調剤済年月日	令和　　年　　月　　日	公費負担者番号							
保険薬局の所在 地及び、名称 保険薬剤師氏名	㊞	公費負担者医療 の受給者番号							

備考 1.「処方」欄には、薬名、分量、用法及び用量を記載すること。
　　2. この用紙は、日本工業規格 A 列 5 番を標準とすること。
　　3. 療養の給付及び公費負担医療に関する費用の請求に関する省令（昭和 51 年厚生省令第 36 号）第 1 条の公費負担医療については、「保険医療機関」
　　　とあるのは、「公費負担医療の担当医療機関」と、「保険医氏名」とあるのは「公費負担医療の担当医氏名」と読み替えるものとすること。

問題6　紹介状、診療情報提供書

問 6-1　次の診療録から「紹介状」を作成しなさい。

過敏症　有・無

診　療　録

公費負担者番号		保険者番号	0 6 1 3 1 3 2 4
公費負担医療の受給者番号		記号・番号	1000・1356

受診者	氏　名	安川　源		被保険者氏名	
	生年月日	明・大・昭・平・令　**年　4月23日　男・女		資格取得	昭・平・令　年　月　日
	住　所	東京都台東区浅草橋9-9-9　電話　03-○○○○-○○○○		事業所（所有者・船舶）	所在地／名称
	職　業	会社員	被保険者との続柄　本人	保険者	所在地／名称

有効期限　令和　年　月　日

傷　病　名	職務	開　始	終　了	転　帰	期間満了予定日
家族性コレステロール血症	上・外	平成*年2月20日	年　月　日	治ゆ・死亡・中止	年　月　日
肺炎	上・外	令和*年2月16日	令和*年2月20日	治ゆ・死亡・中止	年　月　日
	上・外	年　月　日	年　月　日	治ゆ・死亡・中止	年　月　日
	上・外	年　月　日	年　月　日	治ゆ・死亡・中止	年　月　日

既往症・原因・主要症状・経過等	処　方・手　術・処　置　等
平成*年2月20日より、家族性コレステロール血症にて通院中 令和*年2月1日 家族性コレステロール血症の為投薬 令和*年2月16日 KT38.2℃、悪寒・咳・咽頭痛あり。 咳き止め・痛み止めを処方し、様子をみる。 令和*年2月20日 　KT38.7℃　症状改善せず。 画像診断の結果、湿潤影を認め肺炎の疑いあり。 池中総合病院へ入院予定で紹介。 紹介状を作成。	*.2.1 Rp　プラバスタチンナトリウム錠5mg　2T　分2 　　　アスピリン腸溶錠100mg「日医工」　1T　分1 　　　　　　　　　　　　　　　　　　　28日分 *.2.16 Rp　ロキソニン錠　3T 　　　カルボシステイン錠500mg　3T 　　　トラネキサム酸錠　3T 　　　セファレキシンカプセル　3C　　分3×4日分 *.2.20 胸部デジタル X-P（画像記録用四ツ切　2枚）

＊＊紹介先病院＊＊
　医療機関名：池中総合病院　谷口　透 医師
　住　　　所：東京都中央区八丁堀○-○-○

＊＊現在通院中クリニック＊＊
　医療機関名：小川クリニック　上田　直樹 医師
　住　　　所：東京都台東区浅草橋△-△-△

傷　病　名	労務不能に関する意見			入　院　期　間	
	意見書に記入した労務不能期間	意見書交付			
	自　月　日／至　月　日	日間	年　月　日	自　月　日／至　月　日	日間
	自　月　日／至　月　日	日間	年　月　日	自　月　日／至　月　日	日間
	自　月　日／至　月　日	日間	年　月　日	自　月　日／至　月　日	日間

業務災害又は通勤災害の疑いがある場合は、その旨	
備考	公費負担者番号
	公費負担医療の受給者番号

1 紹介状

作成文書	請求者	各種書類の交付	提出先
紹介状	患者	医療機関	他の医療機関など

　紹介状とは、医師が他の医師に患者を紹介する際、使用するものです。

【記入するうえでの注意事項】

　① 紹介先医療機関名、担当医名

　　　紹介先の医療機関名、担当医師名を、担当医に確認し、記入します。

　② 挨拶文

　　　今回使用する形式は、患者氏名のみを入力するようになっています。患者氏名を誤字・脱字なく正確に記入しましょう。

　③ 附記

　　　患者の主訴や現状を診療録の記載をもとに記入します。

　　　検査結果や疑いのある病名も記入します。

　④ 日付、紹介元医療機関の名称、担当医名

　　　文書を作成した日付を記入します。

　　　紹介元医療機関の名称を記入します。

　　　医師氏名欄は、医師に証明内容の確認をしてもらうときに、直筆で署名および押印をしてもらいます。

紹　介　状

先生　御侍史
_____

拝啓　　いつも御健勝のことと存じ上げます

患者　　　　　　　殿を御紹介申し上げます

何卒御高診の上　宜しく御治療御指導の程

御願い申し上げます　　　　　　　敬具

附記
_____

_____

令和　　年　　月　　日

問 6-2　次の診療録から「診療情報提供書」を作成しなさい。

過敏症　有・無

診　療　録

公費負担者番号	
公費負担医療の受給者番号	

保険者番号　０６１３１３２４

被保険者手帳 保険者証	記号・番号	1000・1356
	有効期限	令和　年　月　日

受診者	氏　名	**安川　源**

生年月日　明・大・㊐・平・令　**年　4月 23日　㊚・女

被保険者氏名

資格取得　昭・平・令　年　月　日

住　所	東京都台東区浅草橋 9-9-9　電話　03-○○○○-○○○○

事業所 船舶所有者	所在地	
	名称	

職業	会社員	被保険者との続柄	本人

保険者	所在地	
	名称	

傷病名	職務	開始	終了	転帰	期間満了予定日
肺炎	上・外	令和*年 2月20日	令和*年 2月27日	㊟・死亡・中止	年 月 日
	上・外	年 月 日	年 月 日	治ゆ・死亡・中止	年 月 日
	上・外	年 月 日	年 月 日	治ゆ・死亡・中止	年 月 日
	上・外	年 月 日	年 月 日	治ゆ・死亡・中止	年 月 日

既往症・原因・主要症状・経過等	処方・手術・処置等
令和*年 2月20日 小川クリニックより家族性コレステロール血症にて通院中である患者を肺炎の疑いで紹介。 KT38.7℃　BP118/73　P109　SpO₂ 94% 咳嗽（＋）　頻呼吸（－）　ラ音（－） WBC 6800　CRP 12.0 画像診断の結果、右下葉に肺炎の疑い、一部無気肺 小川クリニックで処方された薬は、アスピリン腸溶錠のみ服用継続 　　　　　　　　　　朝・昼・夕　通常食	*.2.20 B-末梢血液一般 B-CRP ECG (12) 胸部デジタル X-P（画像記録用四ツ切　2枚） 胸部CT（画像記録用四ツ切　2枚） S-M、培 点滴－〔ピペラシンナトリウム注射用「日医工」2g　2瓶 　　　　ソリタ-T3号輸液 500mL　2瓶 　　　　ビソルボン注　2A Rp テプレノンカプセル　3C 　　アンブロキソール塩酸塩徐放カプセル「トーワ」3C 　　シスダイン錠 500mg　3T　　　　分3×5日分
*.2.21 KT39.2℃　BP127/85　P110　SpO₂ 94% 引き続き点滴を行い、様子をみる。 　　　　　　　　　　朝・昼・夕　通常食	*.2.21 点滴　do

傷病名	労務不能に関する意見		入院期間
	意見書に記入した労務不能期間	意見書交付	
	自 月 日 至 月 日　日間	年 月 日	自 月 日 至 月 日　日間
	自 月 日 至 月 日　日間	年 月 日	自 月 日 至 月 日　日間
	自 月 日 至 月 日　日間	年 月 日	自 月 日 至 月 日　日間

業務災害又は通勤災害の疑いがある場合は、その旨

備考	公費負担者番号	
	公費負担医療の受給者番号	

＊.2.22 KT38.0℃　　BP115/80　　CRP10.6 　　　　　　　　　　朝・昼・夕　通常食	＊.2.22 点滴　do B-CRP
＊.2.23 KT37.6℃　　BP116/83 　　　　　　　　　　朝・昼・夕　通常食	＊.2.23 点滴　do
＊.2.24 KT37.2℃　　BP120/85 　　　　　　　　　　朝・昼・夕　通常食	＊.2.24 点滴－┌ ピペラシンナトリウム注射用「日医工」2 g　2 瓶 　　　│ ソリタ-T3 号輸液 500 mL　1 瓶 　　　└ ビソルボン注　2A
＊.2.25 KT37.0℃　　BP120/83 　　　　　　　　　　朝・昼・夕　通常食	＊.2.25 点滴　do
＊.2.26 KT36.8℃　　BP118/78　　CRP0.2 画像診断の結果、肺炎像消失 咳、痰減少、このまま落ち着いていれば明日退院 　　　　　　　　　　朝・昼・夕　通常食	＊.2.26 B-CRP 胸部デジタル X-P（画像記録用　四ツ切 2 枚） S-M、培
＊.2.27 予定通り本日退院 退院時処方 小川クリニックへ、入院中の報告及び今後の治療について 診療情報提供書作成	＊.2.27 Rp バセトシンカプセル 250 mg　3C 　　　　　　　　　　　　　　　分 3×7 日分
┌‥‥‥‥‥‥‥‥‥‥‥‥‥‥‥‥‥‥‥‥‥‥‥‥‥‥‥‥┐ 　＊＊診断情報提供書　送付先＊＊ 　医療機関名：小川クリニック 　住　　　　所：東京都台東区浅草橋△-△-△ 　医　　　師：上田　直樹 └‥‥‥‥‥‥‥‥‥‥‥‥‥‥‥‥‥‥‥‥‥‥‥‥‥‥‥‥┘	┌‥‥‥‥‥‥‥‥‥‥‥‥‥‥‥‥‥‥‥‥‥‥‥‥‥‥‥‥┐ 　＊＊診断情報提供書　作成病院＊＊ 　医療機関名：池中総合病院 　住　　　　所：東京都中央区八丁堀○-○-○ 　Ｔ　Ｅ　Ｌ：03-○○○○-○○○○ 　医　　　師：谷口　透 └‥‥‥‥‥‥‥‥‥‥‥‥‥‥‥‥‥‥‥‥‥‥‥‥‥‥‥‥┘

2　診療情報提供書

作成文書	請求者	各種書類の交付	提出先
診療情報提供書	患者	医療機関	他の医療機関など

※一般には、紹介状とよばれる。

【記載事項】

① 紹介先医療機関等名、担当医　科　殿

　　紹介先の医療機関等名、診療科、医師名を担当医師に確認後、記入します。

② 日付

　　文書を作成した日付を記入します。

③ 紹介元医療機関の所在地および名称、電話番号、医師名

　　自院の住所、名称、電話番号を記入します。医師氏名欄は医師に証明内容の最終確認をしてもらう際に、直筆で署名または記名、押印をしてもらいます。

④ 患者氏名、患者住所、性別、電話番号、生年月日、職業、年齢

　　患者氏名、患者住所、性別、電話番号、生年月日、職業、年齢を、診療録の記載をもとに記入し、該当項目を○で囲みます。

⑤ 傷病名

　　紹介先の医療機関で治療が必要な傷病名を記入します。

⑥ 紹介目的

　　紹介先の医療機関に依頼する治療内容の概略を記入します。

⑦ 既往歴および家族歴

　　⑤の傷病以外に治療を行っている傷病や、アレルギーや輸血の有無、家族の状況など、紹介先の医療機関での治療に必要な情報を記入します。

⑧ 症状経過および検査結果

　　⑤の傷病に関する症状の経過、検査や画像診断などの結果を記入します。

　　診療内容や継続医療、在宅医療の場合は、情報を具体的に記載します。

⑨ 治療経過

　　⑤の傷病に関する治療の内容や経過を記入します。

　　長い間の治療経過を要約する場合は、必要に応じて紙面を追加します。

⑩ 現在の処方

　　現在服用している薬剤がある場合、処方内容を記入します。

⑪ 備考

　　①から⑩以外で、治療上必要な内容がある場合に記入します。

診療情報提供書

※医師からの他診療所又は病院の医師への紹介を兼ねた診療情報提供書です。

年　　　月　　　日

病院・診療所
医院・クリニック　　　　　　　科　　　　　　先生

医療機関名	
所 在 地	
電 話 番 号	
医 師 氏 名	

下記の患者さまを紹介しますので，よろしくお願いいたします。

フリガナ		職　業	
患者氏名			
住　　　所		電　話	
生年月日	明・大・昭・平・令　　　年　　　月　　　日生（　　　　歳）	男　・　女	
紹介目的			
主　訴 および現病名			
既往歴 および家族歴			
治療経過 および 主要検査成績			
現在の処方			
患者に関する 留意事項			
添付資料	なし・X-P・内視鏡フィルム・検査データ・ECG・ その他（　　　　　　　　　　　　　　　　　　　　　　　）		
備　　考			

問題7　医療要否意見書（生活保護）

問　次の診療録から「医療要否意見書（生活保護）」を作成しなさい。

過敏症　有・無

診　療　録

公費負担者番号								保険者番号								
公費負担医療の受給者番号																

被保険者手帳 保険者証	記号・番号	5101・1201
	有効期限	令和　年　月　日

受 診 者	氏　名	田宮　芳男	被保険者氏名	
	生年月日	明大昭平令 **＊年 11月 12日 男・女	資格取得	昭・平・令　年　月　日
	住　所	埼玉県越谷南越谷9-9-9　電話 048－○○○－○○○○	事業所（所有者・船舶）	所在地 / 名称
	職　業	無職	被保険者との続柄	本人	保険者	所在地 / 名称

傷病名	職務	開始	終了	転帰	期間満了予定日
病原性大腸菌感染症	上・外	令和＊年 1月12日	年 月 日	治ゆ・死亡・中止	年 月 日
尿路感染症	上・外	令和＊年 1月12日	年 月 日	治ゆ・死亡・中止	年 月 日
	上・外	年 月 日	年 月 日	治ゆ・死亡・中止	年 月 日
	上・外	年 月 日	年 月 日	治ゆ・死亡・中止	年 月 日

既往症・原因・主要症状・経過等	処方・手術・処置等
令和＊年 1月 12日 3、4日前から食欲がなく、全身に倦怠感。 昨日から頻回の下痢、血尿。 下痢は水様便で、7～8回。 KT38.7℃ 発熱、全身倦怠感がひどいため、外来受診。 BP120/83 画像診断の結果、上行結腸、横行結腸、S状結腸にガスを認める。また、小腸異常ガスを左中腹部に確認。 WBC7-10/毎　　RBC10-13/毎 尿蛋白（++）　　潜血（++） 塗末-菌（－）　　培-好気性菌の発育を認めず病原性大腸菌の可能性あるため、家庭での二次感染予防について説明し、注意をするように促す。 即日入院。　　　　　　　　　　　禁食	＊.1.12 腹部デジタル X-P（画像記録用　四ツ切2枚） F-塗 S-M、培 U-検 B-末梢血液一般 点滴-┌ ピペラシリンナトリウム点滴静注用2g　2キット 　　└ トラネキサム酸注1g「NP」10%　10mL　2A

傷病名	労務不能に関する意見		入院期間
	意見書に記入した労務不能期間	意見書交付	
	自 月 日 至 月 日　日間	年 月 日	自 月 日 至 月 日　日間
	自 月 日 至 月 日　日間	年 月 日	自 月 日 至 月 日　日間
	自 月 日 至 月 日　日間	年 月 日	自 月 日 至 月 日　日間

業務災害又は通勤災害の疑いがある場合は、その旨

備考	公費負担者番号							
	公費負担医療の受給者番号							

*.1.13 KT37.0℃　　BP125/85　　P97 下痢、腹痛症状軽快 　　　　　　　　　　　昼・夕　5分粥	*.1.13 点滴　do
*.1.14 KT36.5℃　　BP128/90　　P95 症状軽快 　　　　　　　　　　朝・昼・夕　通常食	*.1.14 点滴　do
*.1.15 尿潜血（－） 有形便 このまま症状が軽快すれば、明日退院予定。 医療要否意見書作成。 　　　　　　　　　　朝・昼・夕　通常食	*.1.15 点滴　do Rp バセトシン錠　3T 　　タジン錠　3T　　　　　分3×5日分 Rp ビオフェルミンR錠　3T　　分3×7日分 U－検

> 医療機関名：大川中央病院
> 住　　　所：埼玉県草加市草加7-7-7
> 電話番号：048-○○○○-○○○○
> 医　　　師：矢吹　修（院長・消化器科）

医療要否意見書（生活保護）

作成文書	請求者	各種書類の交付	提出先
医療要否意見書	患者	医療機関	福祉事務所

- 生活保護受給中の患者が医療機関にて医療を受けるにあたり、その患者の病状の把握を目的として主治医に意見を求める書類です。
- 生活保護の場合、継続患者（6ヶ月以上）の医療券の場合は、継続医療要否意見書が送付されます。これを記入して、返送されない限り7ヶ月目以降の医療券は発券されません。
- 医療要否意見書は、ある程度治療が進んだ段階、または、完治した際に、医師が記載します。

【記載事項】

① 氏名欄

　　福祉事務所が記入します。

② 傷病名または部位

　　治療を行った傷病名を診療録などの記載をもとに記入します。

③ 初診年月日

　　②の傷病名に対する病院の初診日を診療録などの記載をもとに記入します。

④ 転帰

　　診療録の記載をもとに傷病が、治ゆ・死亡・中止のどれかに該当する場合、該当項目を○で囲み、日付を記入します。傷病の治療が継続中の場合は記入する必要はありません。

⑤ 主要症状および今後の診療見込

　　②の傷病名に関する症状や治療内容を診療録などの記載を参考に記入します。また、実施予定の治療内容がわかっている場合も、併せて記入します。

⑥ 治療見込期間

　　②の傷病名に関する治療期間を担当医師に確認のうえ記入します。

⑦ 医療要否欄（上記のとおり……の部分）

　　⑤の内容をもとに、該当する項目を○で囲みます。

⑧ 日付

　　文書を作成した日を記入します。

⑨ 指定医療機関の所在地および名称・院（所）長名・担当医師（診療科名）

　　病院の住所・名称を記入します。担当医師（診療科名）欄は担当医師に証明内容の最終確認をしてもらう際に直筆で署名または記名、押印してもらいます。

⑩ 嘱託医意見

　　嘱託医が記入する部分ですので、記入の必要はありません。

様式第 13 号

医療要否意見書

※1 医科 2 歯科	※1 新規 2 継続（単・併）	※受　理 年　月　日	年　　月　　日

（氏名）　　　　　　　　　　（　　歳）

_____に係る医療の要否について意見を求めます。

令和　　年　月　日

　　院（所）長　殿

福祉事務所長　　　　　　㊞

傷病名又は 部　　位	(1) (2) (3)	初　診 年月日	(1) (2) (3)	年　月　日 〃　〃　〃 〃　〃　〃	転　帰 〔継続の とき記 入〕	年　月　日 治 ゆ｜死 亡｜中 止
主要症状及 び今後の診 療　見　込	（今後の診療見込に関連する臨床諸検査結果等を記入して下さい。）					

治療見込期間	入院外	か月　日間	概算医療費	(1) 今回診療日以降1か月間	(2) 第2か月目以降6か月目まで	福祉事務所への連絡事項	
	入院	期　間	か月　日間		円	円	
		（予定）年月日	年　月　日		（入院料　円）	（入院料　円）	

上記のとおり（1 入院外　2 入院）医療を（1 要する　2 要しない）と認めます。

令和　　年　月　日

　　　福祉事務所長　殿

　　　　　指定医療機関の所在地及び名称
　　　　　院（所）　　　　　　　長　　　　　　㊞
　　　　　担当医師（診療科名）

※　嘱託医 　　の意見	

-------------------------（切　取　線）-------------------------

※発行年月日	年　月　日	診察料・検査料請求書
※受理年月日	年　月　日	令和　　年　月　日

　　福祉事務所長　殿

　　　　指定医療機関の所在地及び名称
　　　　指定医療機関長の又は開設者氏名　　　　㊞

　　下記のとおり請求します。

この券による診療年月日	年　月　日	※受診者氏名		（　　歳）

請求額	診　察　料 〃 〃	初・再　点 〃 〃	（検査名）		
	合　　計	点 円	※ 社保等負担額	円	差引額　　　円　㊞

問題8　主治医意見書

問　次の診療録から「主治医意見書」を作成しなさい。

<table>
<tr><td colspan="2">過 有
敏
症 無</td><td colspan="4" style="text-align:center">診　療　録</td><td colspan="2">保 険 者 番 号</td><td colspan="8">3 9 1 3 8 6 7 5</td></tr>
<tr><td colspan="2">公費負担者番号</td><td colspan="4"></td><td colspan="2" rowspan="2">手帳
被保険者証
保険者証</td><td>記号・番号</td><td colspan="4">0 1 1 8 7 4 0 0</td></tr>
<tr><td colspan="2">公費負担医療の
受給者番号</td><td colspan="4"></td><td>有効期限</td><td colspan="4">令和　　年　　月　　日</td></tr>
</table>

受診者	氏　　名	平山　愛子			被保険者氏名	
	生年月日	明大⑭平令　**年　4月23日　男・⑭			資格取得	昭・平・令　年　月　日
	住　　所	〒181-0002 東京都三鷹市牟礼8-8-8 電話　0422－○○－○○○○			事業所 （所有者・船舶）	所在地 名　称
	職　　業	無職	被保険者 との続柄	本人	保険者	所在地 名　称

傷　病　名	職務	開　始	終　了	転　帰	期間満了予定日
関節リウマチ	上・外	平成*年10月5日	年　月　日	治ゆ・死亡・中止	年　月　日
左膝関節完全脱臼	上・外	令和*年7月29日	年　月　日	治ゆ・死亡・中止	年　月　日
左股関節破壊	上・外	令和*年10月25日	年　月　日	治ゆ・死亡・中止	年　月　日
	上・外	年　月　日	年　月　日	治ゆ・死亡・中止	年　月　日

既往症・原因・主要症状・経過等	処方・手術・処置等
三鷹中央病院から紹介。 ・診療情報提供書の内容 　平成*年10月5日、指に違和感を感じ外来受診したところ、 　左人差し指PIP関節に関節炎の診断。 　薬物による治療を開始。（整形外科） 　令和*年7月29日、左膝関節完全脱臼の診断。 　左膝関節炎増悪。 令和*年10月3日　精査目的で入院。 精査の結果関節リウマチの急性増悪と診断、ステロイドパ ルス療法（メチルプレドニゾロンコハク酸エステルナトリ ウム500mg注射用）を3日間行うが、皮下腫瘍を確認、造 影CTにて腸腰筋腫瘍を確認したため、10月10日よりセファ メジンα　4gを投与。 令和*年10月15日 　左腸骨窩膿瘍掻爬術施行 　腸骨窩膿瘍切開術施行 令和*年10月25日 　左股関節痛があるため、画像診断。 　化膿性関節炎及び長期薬剤投与による骨破壊の進行とみ 　られる急速な関節破壊の進行を確認。 令和*年11月25日 　左膝関節は疼痛はあるが、リハビリが可能とみられる。 　腸腰筋腫瘍は縮小傾向。 令和*年3月6日　現在CRPは2.5～3.0	医療機関名：北上川総合病院 住　　　所：東京都杉並区阿佐谷南9-9-9 電話番号：03-○○○○-○○○○ 医　　　師：北上川　幸子

傷　病　名	労務不能に関する意見		入　院　期　間
	意見書に記入した労務不能期間	意見書交付	
	自　月　日 至　月　日　　日間	年　月　日	自　月　日 至　月　日　　日間
	自　月　日 至　月　日　　日間	年　月　日	自　月　日 至　月　日　　日間
	自　月　日 至　月　日　　日間	年　月　日	自　月　日 至　月　日　　日間

業務災害又は通勤災害の疑いがある場合は、その旨	
備 考	公費負担者番号
	公費負担医療の 受給者番号

＊.3.8 からについて
在宅療養を目標としてリハビリテーションを積極的に行い、
日常生活動作、QOL を向上させる。

患者情報
　身長 155 cm　体重 50 kg　BP140/98　栄養状態良好
　体力低下著明
　　…関節リウマチ、左膝関節炎の増悪、腸腰筋腫瘍、長
　　　期の薬物投与、関節骨破壊等により左股関節痛
　歩行困難、現在は車椅子使用（他人の操作）。
　関節炎は感染は否定的で、関節リウマチの増悪と考えら
　れ、両手指の屈曲変形が見られる。

作業療法士の処方
　評価－関節可動域・筋力（四肢、手指）　ADL 9 点
　訓練－関節可動域・筋力増強訓練（四肢、手指）、ADL 訓
　　　　練
理学療法士の処方
　運動療法－関節可動域訓練（左膝関節、両股関節）
　　　　　　筋力増強訓練（両下肢）
　　　　　　起立・歩行訓練

＊.3.17
今後の治療計画について、患者に説明。
　自立歩行が可能になるのは難しいと考えられ、当面移動
　は車椅子中心になる。
　リハビリ後は膝関節の装具による固定を行い、自宅復帰
　を目指す。
　同居家族なし。
　訪問診療、訪問看護、看護職員の訪問による相談・支援、
　訪問薬剤管理指導、訪問リハビリテーション、通所リハ
　ビリテーションの介護保険制度のサービス利用により、
　現状の維持又は改善が期待できる。

＊.3.28
介護申請のため、主治医意見書作成。
　▶障害高齢者の日常生活自立度－B2
　▶認知症高齢者の日常生活自立度－自立
　▶短期記憶－自立
　▶日常の意思決定を行うための認知能力－自立
　▶自分の意思の伝達能力－伝えられる
　▶食事－なんとか自分で食べられる
　▶問題行動－無

＊.3.8
Rp①プレドニゾロン錠 5 mg　2T　　分 2×10 日分
　②リファンピンカプセル 150 mg　3T
　　レボフロキサシン錠 250 mg「明治」　3T
　　　　　　　　　　　　　　　　　分 3×10 日分
　③メトトレキサートカプセル 2 mg「サワイ」　1T
　　　　　　　　　　　　　　　　　分 1×10 日分

運動器リハビリテーション（Ⅱ）　6 単位
B-CRP

リハビリ継続

主治医意見書

作成文書	請求者	各種書類の交付	提出先
主治医意見書	介護被保険者 主治医	市区町村	介護認定審査会

※　65歳以上の高齢者が自立した日常生活を送るために、心や身体の機能状態を見て介護の必要性を判断するものです。

【記載事項】

① 申請者

　　申請者の氏名、生年月日、性別、住所、連絡先を記入します。申請者が施設に入院・入所している場合は施設の名称、住所、電話番号を記入します。

② 介護サービス計画作成に利用されることの同意など

　　介護サービス計画作成時にこの意見書の内容が利用されることの是非（同意・不同意）について該当項目に ☑ を記入します。医師の氏名欄は医師に最終確認をしてもらう際に、直筆で署名または押印をしてもらいます（ゴム印などを使用する場合は捺印を行います）。その他、医師の所属する医療機関名、所在地、電話、FAX番号を記入します。

③ 最終診察日

　　診療録などの記載をもとに最終診察日を記入します。

④ 意見書作成回数

　　主治医意見書の写しなどをもとにいずれか該当するほうに ☑ を記入します。

⑤ 他科受診の有無

　　医事課への確認および診療録などの確認を行ったうえで該当項目に ☑ を記入します。

⑥ 傷病に関する意見

　　主治医への確認と診療録などの記載をもとに記入します。

⑦ 特別な医療

　　主治医への確認と診療録などの記載をもとに該当項目に ☑ を記入します。ただし、医師でなければ行えないものおよび家族（または本人）が自分で行えるものを除きます（介護の手間を判断するために必要な情報）。

⑧ 心身の状態に関する意見

　　主治医への確認と診療録などの記載をもとに記入もしくは該当項目に ☑ を記入します。

⑨ 生活機能とサービスに関する意見

　　主治医への確認と診療録などの記載をもとに記入もしくは該当項目に ☑ を記入します。

⑩ 特記すべき事項

　　要介護認定および介護サービス計画作成時に必要な医学的な意見などを主治医への確認と診療録などの記載をもとに記入します。

主 治 医 診 療 報 告 書　　　　　　　　　　記入日　令和　　　年　　　月　　　日

申 請 者	（ふりがな） 明・大・昭・平・令　　　年　　月　　日生（　　歳）	男・女	〒　　　－ 連絡先　　（　　　　　）

上記の申請者に関する意見は以下の通りです。

主治医として、本意見書が介護サービス計画作成に利用されることに　　□同意する。　□同意しない。

医師氏名 _____

医療機関名 _____　　　　　電話　　（　　　　）

医療機関所在地 _____　　　　FAX　　（　　　　）

（1）最終診察日	令和　　　年　　　月　　　日
（2）意見書作成回数	□初回　□2回目以上
（3）他科受診の有無	□有　　□無 （有の場合）→□有料　□精神科　□外科　□整形外科　□脳神経外科　□皮膚科　□泌尿器科 □婦人科　□眼科　□耳鼻咽喉科　□リハビリテーション科　□歯科　□その他（　　　　　　）

1．傷病に関する意見

（1）診断名（特定疾病または生活機能低下の直接の原因となっている傷病名については1．に記入）及び発症年月日

　1. _____　　　発症年月日　（　　　年　　　月　　　日頃）

　2. _____　　　発症年月日　（　　　年　　　月　　　日頃）

　3. _____　　　発症年月日　（　　　年　　　月　　　日頃）

（2）症状としての安定性　　　　　　　　　□安定　　　　□不安定　　　□不明

（「不安定」とした場合、具体的な状況を記入）

（3）生活機能低下の直接の原因となっている傷病または特定疾病の経過及び投薬内容を含む治療内容
　〔最近（概ね6ヶ月以内）介護に影響のあったもの及び特定疾病についてはその診断の根拠等について記入〕

2．特別な医療（過去14日間以内に受けた医療のすべてにチェック）

処置内容	□点滴の管理　　□中心静脈栄養　　□透析　　□ストーマの処置　　□酸素療法 □レスピレーター　□気管切開の処置　□疼痛の看護　□経管栄養
特別な対応	□モニター測定（血圧、心拍、酸素飽和度等）　□褥瘡の処置
失禁への対応	□カテーテル（コンドームカテーテル、留置カテーテル　等）

3．心身の状態に関する意見

（1）日常生活の自立度等について

・障害高齢者の日常生活自立度（寝たきり度）　□自立　□J1　□J2　□A1　□A2　□B1　□B2　□C1　□C2

・認知症高齢者の日常生活自立度　　　　　　　□自立　□Ⅰ　□Ⅱa　□Ⅱb　□Ⅲa　□Ⅲb　□Ⅳ　□M

（2）認知症の中核症状（認知症以外の疾患で同様の症状を認める場合を含む）

・短期記憶　　　　　　　　　　　　　□問題なし　　□問題あり

・日常の意思決定を行うための認知能力　□自立　　□いくらか困難　□見守りが必要　　　□判断できない

・自分の意思の伝達能力　　　　　□伝えられる　□いくらか困難　□具体的要求に限られる　□伝えられない

（3）認知症の周辺症状（該当する項目全てチェック：認知症以外の疾患で同様の症状を認める場合を含む）

□無　┊□有　→□幻視・幻聴　□妄想　□昼夜逆転　□暴言　□暴行　□介護への抵抗　□徘徊
　　　　　　　□火の不始末　□不潔行為　□異食行動　□性的問題行動　□その他（　　　　　）

（4）その他の精神・神経症状

□無　┊□有　〔症状名：　　　　　　　　専門医受診の有無　□有（　　　　　）□無〕

（5）身体の状態

利き腕（□右　□左）身長 =｜　　　｜cm 体重 =｜　　　｜kg（過去6ヶ月の体重の変化　　□増加　□維持　□減少）

□四肢欠損　　　　（部位：＿＿＿＿＿＿＿＿＿＿＿＿＿＿＿＿）

□麻痺　　　　　　　□右上肢（程度：□軽 □中 □重）　　□左上肢（程度：□軽 □中 □重）

　　　　　　　　　　□右下肢（程度：□軽 □中 □重）　　□左下肢（程度：□軽 □中 □重）

　　　　　　　　　　□その他（部位：　　　　　　　　程度：□軽 □中 □重）

□筋力の低下　　　　（部位：＿＿＿＿＿＿＿＿＿＿＿＿＿＿＿＿＿＿　程度：□軽 □中 □重）

□関節の拘縮　　　　（部位：＿＿＿＿＿＿＿＿＿＿＿＿＿＿＿＿＿＿　程度：□軽 □中 □重）

□関節の痛み　　　　（部位：＿＿＿＿＿＿＿＿＿＿＿＿＿＿＿＿＿＿　程度：□軽 □中 □重）

□失調・不随意運動　・上肢□右　□左　　　・下肢□右　□左　　　・体幹　□右　□左

□褥瘡　　　　　　　（部位：＿＿＿＿＿＿＿＿＿＿＿＿＿＿＿＿＿＿　程度：□軽 □中 □重）

□その他の皮膚疾患（部位：＿＿＿＿＿＿＿＿＿＿＿＿＿＿＿＿＿＿　程度：□軽 □中 □重）

4．生活機能とサービスに関する意見

（1）移動

屋外歩行　　　　　　　　　　　　　　　□自立　　　　□介助があればしている　　　□していない

車いすの使用　　　　　　　　　　　　　□用いていない　□主に自分で操作している　　□主に他人が操作している

歩行補助具・装具の使用（複数選択可）□用いていない　□屋外で使用　　　　　　　　□屋内で使用

（2）栄養・食生活

食事行為　　　　　　　　□自立ないしなんとか自分で食べられる　　　□全面介助

現在の栄養状態　　　　　□良好　　　　　　　　　　　　　　　　　　□不良

→ 栄養・食生活上の留意点（　　　　　　　　　　　　　　　　　　　　　　　　　　　　　　）

（3）現在あるかまたは今後発生の可能性の高い状態とその対処方針

□尿失禁　□転倒・骨折　□移動能力の低下　□褥瘡　□心肺機能の低下　□閉じこもり　□意欲低下　□徘徊

□低栄養　□摂食・嚥下機能低下　□脱水　□易感染性　□がん等による疼痛　□その他（　　　　　　　）

→ 対処方針（　　　　　　　　　　　　　　　　　　　　　　　　　　　　　　　　　　　　　　）

（4）サービス利用による生活機能の維持・改善の見通し

　　　　　□期待できる　　　　　　　□期待できない　　　　　□不明

（5）医学的管理の必要性（特に必要性の高いものに下線を引いて下さい。予防給付により提供されるサービスを含みます。）

□訪問診療　　　　　　　　□訪問看護　　　　　　　□訪問歯科診療　　　　　□訪問薬剤管理指導

□訪問リハビリテーション　□短期入所療養介護　　□訪問歯科衛生指導　　　□訪問栄養食事指導

□通所リハビリテーション　□その他の医療系サービス（　　　　　　　　　　　　）

（6）サービス提供時における医学的観点からの留意事項

・血圧　□特になし □あり（　　　　　　　　　）・移動　□特になし □あり（　　　　　　　　　）

・摂食　□特になし □あり（　　　　　　　　　）・運動　□特になし □あり（　　　　　　　　　）

・嚥下　□特になし □あり（　　　　　　　　　）・その他（　　　　　　　　　　　　　　　　　）

（7）感染症の有無（有の場合は具体的に記入して下さい）

　　　　　□無　□有（　　　　　　　　　　　　　　　　　　　　　　　　　　）□不明

5．特記すべき事項

　要介護認定及び介護サービス計画作成時に必要な医学的なご意見を記載して下さい。なお、専門医等に別途意見を求めた場合はその内容、結果も記載して下さい。（情報提供書や身体障害者診断書の写し等を貼付していただいても結構です。）

問題9　自動車損害賠償責任保険後遺障害診断書

問　次の診療録から「自動車損害賠償責任保険後遺障害診断書」を作成しなさい。

診 療 録

過敏症　有・無

公費負担者番号			保険者番号	0 1 1 3 9 5 8 6
公費負担医療の受給者番号			記号・番号	15431723

被保険者証・手帳

有効期限		令和　年　月　日		

受診者	氏　名	平　八重	被保険者氏名	
	生年月日	明・大・昭・平・令　＊＊年　4月　23日　男・女	資格取得	昭・平・令　年　月　日
	住　所	東京都三鷹市牟礼3-2-3　電話 0422-○○-○○○○	事業所（船舶所有者）所在地・名称	
	職　業	主婦　被保険者との続柄　妻	保険者　所在地・名称	

傷　病　名	職務	開　始	終　了	転　帰	期間満了予定日
左手舟状骨骨折	上・外	令和＊年 2月20日	年　月　日	治ゆ・死亡・中止	年　月　日
左胸部打撲	上・外	令和＊年 2月20日	年　月　日	治ゆ・死亡・中止	年　月　日
左手擦過傷	上・外	令和＊年 2月20日	令和＊年 2月28日	治ゆ・死亡・中止	年　月　日
	上・外	年　月　日	年　月　日	治ゆ・死亡・中止	年　月　日

既往症・原因・主要症状・経過等	処　方・手　術・処　置　等
令和＊年2月20日 本日14:00頃、自転車で走行中に車と接触、左側に倒れた際に道路に手をついた。 左手の平に擦過傷、左手に痛み、腫れが出たため、15:00頃外来受診。 画像検査の結果、胸部は異状なし。 左手舟状骨骨折の疑い。 副木固定をし、安静にするよう指示。	＊.2.20 胸部デジタル X-P（画像記録用　四ツ切×2枚） 左手デジタル X-P（画像記録用　六ツ切×2枚） 副子固定 Rp①ロキソニン錠　3T　　　分3×3日分 Rp②ステイバンパップ40mg　6枚（1日2回） 湿布処置（ステイバンパップ40mg　1枚） 創傷処置（100 cm^{2}未満） 　ポピヨード液10%　5mL 医療機関名：田端病院 住　　　所：東京都北区田端7-7-7 電話番号：03-○○○○-○○○○ 医　　　師：佐野　良介（整形外科）

傷　病　名	労務不能に関する意見		入　院　期　間	
	意見書に記入した労務不能期間	意見書交付		
	自　月　日　至　月　日　日間	年　月　日	自　月　日　至　月　日	日間
	自　月　日　至　月　日　日間	年　月　日	自　月　日　至　月　日	日間
	自　月　日　至　月　日　日間	年　月　日	自　月　日　至　月　日	日間

業務災害又は通勤災害の疑いがある場合は、その旨	
備考	公費負担者番号
	公費負担医療の受給者番号

*.2.21 胸部の痛み継続。 手部の痛みは増強、腫れも治まらない。 22 日　10:00　MRI 予約	*.2.21 胸部デジタル X-P（画像記録用　四ツ切 2 枚） 左手デジタル X-P（画像記録用　六ツ切 2 枚） 湿布処置　do
*.2.22 MRI の結果、左手舟状骨骨折の診断。 ギブス固定により癒合まで安静にするよう指示。	*.2.22 左手 MRI（画像記録用　四ツ切 4 枚） 湿布処置　do Rp①　do　　30 日分 ギブス包帯
*.3.23 左手の痛み、ギブスの状態確認。	*.3.23 Rp③ロキソニン錠　1T　　10 回分
*.4.5 ギブス切割し、画像検査で癒合を確認。 少しずつ、動かすよう指示。	*.4.5 左手デジタル X-P（画像記録用　六ツ切 2 枚）
*.4.12 画像検査の結果、左手舟状骨骨折の治癒確認。 ただし、動作時の痛みあり。 自動車損害賠償責任保険後遺障害診断書作成。	*.4.12 左手デジタル X-P（画像記録用　六ツ切 2 枚）

自動車損害賠償責任保険後遺障害診断書

作成文書	請求者	各種書類の交付	提出先
自動車損害賠償責任保険後遺障害診断書	被害者（患者）	医療機関	損害保険会社

※　交通事故による被害者を救済するため、加害者が負うべき経済的な負担を補填します。

【記載事項】

1　氏名

　　氏名、住所や生年月日など記載します。

2　受傷年月日

　　受傷した年月日を記載します。

3　症状固定日

　　それ以上治療を続けても回復の見込みがないという時点が症状固定日となります。診療録の通りに記載します。

4　当院入通院期間

　　病院での入通院期間を診療録をもとに記載します。

5　傷病名

　　治療期間中の傷病名を記載します。後遺症に係る傷病名など、「頚椎捻挫」「脳挫傷」のように記載します。

6　既存障害

　　傷病者から聞いたり、過去の通院歴をもとに記載します。

7　自覚症状

　　傷病者の訴えている症状固定時の症状を書きます。通常は頚部痛、記憶障害、頭痛などと記載します。

8　①　精神・神経障害／他覚症状および検査結果

　　　　画像等の検査から他覚的所見を書き出します。その他検査を実施した場合は、その結果も記載します。

　②　胸腹部臓器・生殖器等の障害

　　　　各臓器の機能低下の程度をカルテをもとに記載します。生化学検査・血液学検査の結果も記載します。

　③　眼球・眼瞼の障害

　　　　視力や調節機能障害、視野など、該当する項目を記載します。

　④　聴力と耳介の障害・鼻の障害・そしゃく・言語の障害

　　　　聴力検査の結果やそしゃく・言語の障害の原因となっている状態などを記載します。

　⑤　醜状障害

　　　　醜状（瘢痕、色素沈着、線状痕、ケロイド）の形や大きさについて図示します。

⑥　脊柱の障害

　　骨折や脱臼の部位、運動障害、荷重機能障害の場合は常時コルセットを着用する必要があるか否かを記載します。

⑦　体幹骨の変形

　　変形がある場合は、その旨記載し、X-P を添付します。

⑧　上肢・下肢および手指・足指の障害

　　短縮、過成長、変形、欠損、可動域制限等について記載します。

9　障害内容の増悪・緩解の見通し

　　後遺症について、軽減、不変、増悪、緩解など、診断書作成時点での今後の見通しを記載します。

自動車損害賠償責任保険後遺障害診断書

◆記入にあたってのお願い
1. この用紙は、自動車損害賠償責任保険における後遺障害認定のためのものです。交通事故に起因した精神・身体障害とその程度について、できるだけくわしく記入してください。
2. 歯牙傷害については、歯科後遺障害診断書を使用してください。
3. 後遺障害の等級は使用しないでください。

氏　　名		男・女
生年月日	明・大昭・平・令　　年　　月　　日（　　歳）	
住　　所		

職　業	

受傷日時	年　　月　　日	症状固定日	年　　月　　日
当　院入院期間	自　　年　　月　　日（　　）日間至　　年　　月　　日	当　院通院期間	自　　年　　月　　日　実治療日数至　　年　　月　　日（　　）日
傷病名		既存傷害	今回事故以前の精神・身体障害：有・無（部位・症状・程度）
自覚症状			

各部位の後遺障害の内容

（各部位の障害について、該当項目や有無に○印をつけ①の欄を用いて検査値等を記入して下さい。）

①精神・神経の障害	他覚症状および検査結果	知覚・反射・筋力・筋萎縮など神経学的所見や知能テスト・心理テストなど精神機能検査の結果も記入してください。X・P・CT・EEGなどについても具体的に記入してください。眼・耳・四肢に機能障害がある場合もこの欄を利用して、原因となる他覚的所見を記入してください。

②胸腹部臓器・泌尿器の障害・生殖器	各臓器の機能低下の程度と具体的症状を記入してください。生化学検査・血液学検査などの成績はこの欄に簡記するか検査表を添付してください。

③眼球・眼瞼の障害		視　　力		調　節　機　能		視　　野	眼瞼の障害
		裸　眼	矯　正	近点距離・遠点距離	調　節　力	イ．半盲（1/4半盲を含む）ロ．視野狭窄ハ．暗　点ニ．視野欠損（視野表を添付してください。）	イ．まぶたの欠損ロ．まつげはげハ．開瞼・閉瞼障害
	右			cm　　　　cm	（　　　）D		
	左			cm　　　　cm	（　　　）D		
	眼球運動	注視野障害（全方向1/2以上の障害）	右左	複視	イ．正面視ロ．左右上下視		
	眼症状の原因となる前眼部・中間透光体・眼底などの他覚的所見を①の欄に記入してください。						（図示してください）

④聴力と耳介の障害

オージオグラムを添付してください

イ．感音性難聴（右・左）
ロ．伝音性難聴（右・左）
ハ．混合性難聴（右・左）

聴力表示
イ．聴力レベル
ロ．聴力損失

検査日		6分平均	最高明瞭度	
第1回　年　月　日	右	dB	dB	%
	左	dB	dB	%
第2回　年　月　日	右	dB	dB	%
	左	dB	dB	%
第3回　年　月　日	右	dB	dB	%
	左	dB	dB	%

耳介の欠損

イ．耳介の1/2以上
ロ．耳介の1/2未満
（右⑦欄に図示してください）

耳鳴

（聴力レベル30 dB以上の難聴を伴う耳鳴を対象とします）
右・左

⑤鼻の障害

イ．鼻軟骨部の欠損（右⑦欄に図示してください）
ロ．鼻呼吸困難
ハ．嗅覚脱失
ニ．嗅覚減退

⑥そしゃく・言語の障害

原因と程度（摂食可能な食物、発音不能な語音など）を左面①欄に記入してください。

⑦醜状障害（採皮痕を含む）

1．外ぼう　イ．頭　部　2．上　肢
　　　　　ロ．顔面部　3．下　肢
　　　　　ハ．頚　部　4．その他

（図示してください）

⑧脊柱の障害

圧迫骨折・脱臼（椎弓切除・固定術を含む）の部位

X-Pを添付してください

運動障害

イ．頚椎部　ロ．胸腰椎部

前　屈	度	後　屈	度
右　屈	度	左　屈	度
右回旋	度	左回旋	度

荷重機能障害

常時コルセット装用の必要性
有・無

⑨体幹骨の変形

イ．鎖骨　ニ．肩甲骨
ロ．胸骨　ホ．骨盤骨
ハ．肋骨
（裸体になってわかる程度）X-Pを添付してください。

⑩上肢・下肢および手指・足指の障害

短縮

右下肢長	cm
左下肢長	cm

（部位と原因）

長管骨の変形

イ．仮関節　ロ．変形癒合
（部位）

X-Pを添付してください。

欠損障害（離断部位を図示してください）

上　肢		下　肢		手　指		足　指	
（右）	（左）	（右）	（左）	（右）	（左）	（右）	（左）

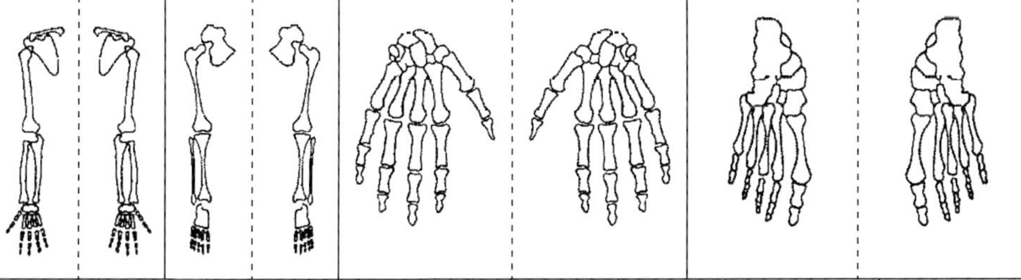

関節機能障害（日整会方式により自動他動および健側患側とも記入してください）

関節名	運動の種類	他動 右	他動 左	自動 右	自動 左	関節名	運動の種類	他動 右	他動 左	自動 右	自動 左
		度	度	度	度			度	度	度	度

障害内容の増悪・緩解の見通しなどについて記入してください

上記のとおり診断いたします。

所在地
名称
診療科
医師氏名　　　　　　　　　　印

診断日　令和　年　月　日
診断書発行日　令和　年　月　日

問題 10　死亡診断書

問　次の診療録から「死亡診断書」を作成しなさい。

過敏症　有無	

診　療　録

公費負担者番号		保険者番号	0 1 2 6 0 0 1 7

	記号・番号	86335520・1256
公費負担医療の受給者番号	有効期限	令和　年　月　日

受診者	氏　名	青山　静夫	被保険者氏名	
	生年月日	明大(昭)平令　**年 2月 4日 (男)・女	資格取得	昭・平・令　年　月　日
	住　所	東京都立川市富士見町9-9-9　電話　042-○○○-○○○○	事業所（所有者 船舶）	所在地 ／ 名称
	職　業		被保険者との続柄　本人	保険者	所在地 ／ 名称　○○健康保険組合

傷　病　名	職務	開　始	終　了	転　帰	期間満了予定日
高血圧症	上・外	平成**年8月10日	令和 *年4月 6日	治ゆ・(死亡)・中止	年　月　日
逆流性食道炎	上・外	平成**年9月 7日	令和 *年4月 6日	治ゆ・(死亡)・中止	年　月　日
慢性心不全	上・外	平成**年9月 7日	令和 *年4月 6日	治ゆ・(死亡)・中止	年　月　日
心筋梗塞	上・外	令和 *年4月 5日	令和 *年4月 6日	治ゆ・(死亡)・中止	年　月　日

既往症・原因・主要症状・経過等	処　方・手　術・処　置　等
令和*年4月5日 　平成*年8月10日から高血圧症にて近医通院中 　平成**年9月7日から逆流性食道炎、慢性心不全の診断 　で近医にて内加療中。3日前から嘔吐を繰り返し、今朝、 　胸痛が出現。自宅にて倒れているのを家族に発見され、 　救急受診。 検査所見 ：末梢血液一般 ⇒RBC 467万/μl、Ht 42.5%、Hb 14.6 g/dl、WBC 16,600/μl、血小板 13.3万 　生化学 ⇒CRP 5.1 mg/dl、GOT 272 IU/l、LDH 989 IU/l、γ-GTP 55 　IU/l、CK 2152 IU/l、BUN 32 mg/dl、Scr 1.7 mg/dl、Glu 　245 mg/dl、HbA1c 6.0% 　動脈血ガス分析（鼻カニューラ 3l/min） ⇒pH 7.442、pCO 229.9 mmHg、HCO 319.9 mmHg、BE-3.0、 　SpO2 97.6% 　胸部Xp ⇒心拡大（CTR64%）及び肺うっ血像 　心電図 ⇒洞性頻脈(HR103/分)、V2-6でQSパターン及びST上昇、 　Ⅱ、Ⅲ、aVFで異常Q波及びST上昇 　急性心筋梗塞と診断 　左前下行枝 seg7 の 100% 狭窄病変に対して PCI、Dureflex stent 留置を施行し、狭窄は0%に改善したが、胸部圧迫 感は残存。	*年4月5日 ・末梢血液一般 ・生化学 ・動脈血ガス分析 ・胸部 X-P ・心電図 ・経皮的冠動脈ステント留置術（2時間）(P.M. 1：00〜)

既往症・原因・主要症状・経過等	処　方・手　術・処　置　等
令和＊年 4 月 6 日 ：AM 0:57　血圧が徐々に低下する。 　AM 1:20　非開胸的心マッサージを開始する。 　AM 1:30　死亡を確認 　　　　　　（非開胸的心マッサージ終了） 　遺族の承諾を得て、病理解剖を施行。 最終病理診断 　Ⅰ．心筋梗塞 　Ⅱ．循環障害性障害 　Ⅲ．脂肪肝 　　　（門脈域を中心として軽度線維化を伴う） 　Ⅳ．食道潰瘍 　Ⅴ．十二指腸潰瘍 　Ⅵ．局所性リンパ球性甲状腺 病理解剖 ：左冠状動脈の支配領域にあたり前壁、中隔、後壁に貫壁 　性の広範な出血性梗塞を認めた。組織学には、出血性梗 　塞を呈する急性心筋梗塞であり、一部に好中球湿潤も伴っ 　ていた。ステント留置後の左前下行枝を含む冠状動脈に 　閉塞は見られない。 　諸臓器には循環不全によるうっ血が見られた。 　食道には逆流性食道炎が矛盾しない ECJ 部での潰瘍に加 　え、多発性食道潰瘍が見られた。 　肥満に伴う肝脂肪が見られ、門脈域を中心とした軽度の 　線維化が認められた。 評価 ：患者は死亡 4 日前から嘔吐を繰り返し、この時点で狭心症、 　若しくは心筋梗塞を発症していたものと考える。	
病院　施設概要 　所在地：東京都立川市曙町 1-1-1 　名　　称：北縄大学病院 　医師：後藤　亮／消化器科 　一般病院（220 床）内科 　平均在院日数　18 日 　10 対 1 入院基本料（看護比率 70%）	

死亡診断書

作成文書	請求者	各種書類の交付	提出先
死亡診断書・死体検案書	親族など	医療機関	市区町村窓口

> **死亡診断書と死体検案書の違い**
> * 死亡診断書 → 医師が診療または診療した患者について発行します。
> * 死体検案書 → 異常死の場合・診療中でない人の死体の場合に、その死因や死亡日時について証明します。

　死亡診断書（死体検案書）は、人の死亡に関する厳粛な医学的かつ法律的証明であり、死亡者本人の死亡に至るまでの過程をできる限り詳細に論理的に表す公文書です。

　まず、死亡診断書か死体検案書かを判断します。臨終に立ち会い、死を見届けた医師が作成する場合は、「死亡診断書」となり、生前から診療していない人の死に対して検案した場合は、「死体検案書」となります。

【記載事項】

① 氏名・性別・生年月日

　氏名は戸籍簿に登録されているものを記載します。俗名、芸名またはペンネームは認められません。生年月日が不明の場合でも、年齢が推定できる場合は推定年齢をカッコを付して記入します。

② 死亡したとき

　医学的に正しい時刻を記載します。これは、死亡を確認した時刻、または、蘇生処置をやめた時刻ではないため、その点に注意が必要です。

③ 死亡の要因

　傷病名は、医学界で通常用いられるものを記入し、略語やあまり使用されない医療用語は避けます。また、Ⅰ欄・Ⅱ欄ともに疾患の終末期としての心不全や呼吸不全などは書かないものとします。当該問題においては、死亡の直接原因「心筋梗塞」を記載し、そのようになった原因である傷病名をその下に時系列順に記載します。

④ 手術

　Ⅰ欄・Ⅱ欄の傷病名などに関係する手術についてのみ記入します。手術を施行した場合、2 を○で囲み、術式または診断名と関連のある所見をわかる範囲で記入します。

⑤ 解剖

　解剖を実施した場合、2 を○で囲み、Ⅰ欄・Ⅱ欄の傷病名などに関連のある解剖の主要所見（病変の部位、性状、広がりなど）を記入します。

⑥ 最後に、患者の死亡を見届けた医師の氏名と医療機関情報を記載します。

死亡診断書　（死体検案書）

この死亡診断書（死体検案書）は、我が国の死因統計作成の資料としても用いられます。楷書で、できるだけ詳しく書いてください。

氏　　名		1 男　2 女	生年月日	明治　昭和　大正　平成　令和 （生まれてから30日以内に死亡したときは生まれた時刻も書いてください） 午前・午後　　時　　分		年　月　日

死亡したとき	令和　　年　　月　　日　　午前・午後　　時　　分

死亡したところ及びその種別	死亡したところの種別	1 病院　2 診療所　3 介護医療院・介護老人保健施設　4 助産所　5 老人ホーム　6 自宅　7 その他	
	死亡したところ		番地 番　号
	（死亡したところの種別1〜5）施設の名称		（　　　　　　　）

死亡の要因				発病（発症）又は受傷から死亡までの期間	
◆Ⅰ欄、Ⅱ欄ともに疾患の終末期の状態としての心不全、呼吸不全等は書かないでください ◆Ⅰ欄では、最も死亡に影響を与えた傷病名を医学的因果関係の順番で書いてください ◆Ⅰ欄の傷病名の記載は各欄一つにしてください ただし、欄が不足する場合は（エ）欄に残りを医学的因果関係の順番で書いてください	Ⅰ	（ア）直接死因			
		（イ）（ア）の原因		◇年、月、日等の単位で書いてください	
		（ウ）（イ）の原因		ただし、1日未満の場合は、時、分等の単位で書いてください （例：1年3カ月、5時間20分）	
		（エ）（ウ）の原因			
	Ⅱ	直接には死因に関係しないがⅠ欄の傷病経過に影響を及ぼした傷病名等			
	手術	1 無　2 有（部位及び主要所見　　　）		手術年月日	令和　平成　昭和　年　月　日
	解剖	1 無　2 有（主要所見　　　　　）			

死因の種類	1 病死及び自然死 　　　　　　　不慮の外因死 { 2 交通事故死　3 転倒・転落　4 溺死　5 煙、火災及び火焔による損傷 　　　　　　　　　　　　　　　　　6 窒息　7 中毒　8 その他 } 　　　　　　　その他及び不詳の外因死 { 9 自殺　10 他殺　11 その他及び不詳の外因 } 12 不詳の死

外因死の追加事項 ◆伝聞又は推定情報の場合でも書いてください	傷害が発生したとき	令和・平成・昭和　　年　　月　　日　午前・午後　　時　　分	
	傷害が発生したところの種別	1 住居　　2 工事及び建設現場　　3 道路　　4 その他（　　　）	
	傷害が発生したところ	都道　　　　　　　市 府県　　　　　　　郡	区 町村
	手段及び状況		

生後1年未満で病死した場合の追加事項	出生時体重　　　　　グラム	単胎・多胎の別 1 単胎　2 多胎（　子中第　　子）		妊娠週間 満　　週
	妊娠・分娩時における母体の病態又は異状 1 無　2 有（　　　）　3 不詳		母の生年月日 昭和 平成　年　月　日 令和	前回までの妊娠の結果 出生児　　　人 死産児　　　胎 （妊娠満22週以降に限る）

その他特に付言すべきことがら

上記のとおり診断（検案）する （病院、診療所、介護医療院若しくは介護老人保健施設等の名称及び所在地又は医師の住所） （氏名）　　　医師	診断（検案）年月日　　令和　　年　　月　　日 本診断書（検案書）発行年月日　令和　　年　　月　　日 番地 番　号

問題**11**　出産手当金支給申請書、出生証明書、出産育児一時金支給申請書

問　次の診療録から「出産手当金支給申請書」、「出生証明書」、「出産育児一時金支給申請書」を
作成しなさい（この問題の診療録は厳密なカルテではなく分娩記録として作成しています）。

診　療　録

過敏症	有無		

保険者番号　| 0 | 1 | 1 | 3 | 3 | 3 | 3 |

公費負担者番号	
公費負担医療の受給者番号	

被保険者証 手帳	記号・番号	43210356・24
	有効期限	令和　年　月　日

受診者	氏　名	日本橋　高子	被保険者氏名	

生年月日　明大昭⦿令　**年　3月25日　男・⦿

資格取得　昭・平・令　年　月　日

住所　〒103-0014　東京都中央区日本橋蛎殻町9-9-9　電話　03-○○○○-○○○○

事業所 船舶所有者	所在地	
	名称	

職業　会社員　｜被保険者との続柄　本人

保険者	所在地	
	名称	

傷病名	職務	開始	終了	転帰	期間満了予定日
分娩（妊娠39週2日）	上・外	令和*年 3月27日	年 月 日	治ゆ・死亡・中止	年 月 日
	上・外	年 月 日	年 月 日	治ゆ・死亡・中止	年 月 日
	上・外	年 月 日	年 月 日	治ゆ・死亡・中止	年 月 日
	上・外	年 月 日	年 月 日	治ゆ・死亡・中止	年 月 日

令和*年3月27日
　陣痛により11：20分来院、即日入院。
　分娩時診断：妊娠39週2日　予定日：3月29日
　合併症：なし

【妊娠経過】
1. 最終月経：
2. つわり：無し
3. 切迫流産・切迫早産：無し
4. 胎動の初覚：
5. 貧血：無し
6. 妊娠高血圧症候群：無し
7. アレルギー：無し
8. 母親学級受講：有り
9. 乳房の手当て：有り
10. 検査結果
　　HBs抗原：－　　抗体：－
　　Hbe抗原：－　　抗体：－
　　風疹 HI：64 倍
　　梅毒反応：－　　TPHA：－
　　HIV：－　　ATLV：－
11. 羊水検査：無し
12. 経妊：0回
13. 経産：0回

単胎　男
出生体重：2,800 g　身長：46.1 cm　頭位30 cm　胸囲：31.0 cm
奇形：無し　外傷：無し　心拍数：正常　呼吸：強く泣く
筋緊張：四肢を活発に動かす　色：四肢チアノーゼ

14. 不妊治療：無し
15. 妊娠中喫煙：無し
16. 妊娠中飲酒：無し
17. 既往出産：無し
18. 既往疾患：無し
19. 嗜好　飲酒：飲まない　喫煙：吸わない
20. 宗教：不明
21. 食事制限：なし
22. 母体基礎疾患
　　基礎疾患：無し
　　妊娠中母体使用薬剤：無し（ウメテリン使用）
　　入院時母体身長：158 cm
　　入院時母体体重：60 kg
　　非妊時母体体重：50 kg
　　入院時母体血圧：125/90 mmHg
　　特殊妊娠：無し
　　妊娠中の異常：無し

傷　病　名	労務不能に関する意見		入院期間	
	意見書に記入した労務不能期間	意見書交付		
	自 月 日 至 月 日 　日間	年 月 日	自 月 日 至 月 日	日間
	自 月 日 至 月 日 　日間	年 月 日	自 月 日 至 月 日	日間
	自 月 日 至 月 日 　日間	年 月 日	自 月 日 至 月 日	日間

業務災害又は通勤災害の疑いがある場合は、その旨	
備考	公費負担者番号
	公費負担医療の受給者番号

分娩：正常

【分娩時記録】

1. 妊娠週：39 週 2 日
2. 分娩時年齢：29 歳
3. 分娩時体位：仰臥位
4. 分娩胎位：頭位
5. 胎向：第一
6. 胎勢：頭位
7. 分娩方法：自然経腟
8. 分娩誘発・陣痛促進：無し
9. 陣痛開始：令和＊年 3 月 27 日 11 時 00 分
10. 破水：令和＊年 3 月 27 日 13 時 20 分
11. 子宮口全開大：令和＊年 3 月 27 日 13 時 40 分
12. 胎児娩出：令和＊年 3 月 27 日 15 時 05 分
13. 胎盤娩出：令和＊年 3 月 27 日 15 時 16 分
14. 第 1 期分娩所要時間：2 時間 40 分
15. 第 2 期分娩所要時間：1 時間 25 分
16. 第 1 期＋第 2 期合計時間 4 時間 5 分
17. 第 3 期分娩所要時間：11 分
18. 総分娩所要時間：4 時間 16 分
19. 破水〜分娩時間：1 時間 45 分
20. 分娩時出血量：35 g

21. 縫合時出血量：100 g
22. 胎盤娩出様式：胎児面
23. 胎盤形：楕円
24. 胎盤大きさ：15 cm×17.5 cm
25. 胎盤厚さ：2.1 cm
26. 胎盤重量：456 g
27. 胎盤石灰化：あり
28. 胎盤白色梗塞：あり
29. 実質欠損：無し
30. 捻転：右
31. 臍帯長：58 cm
32. 臍帯付着部位：側方
33. 臍帯巻絡：無し
34. 結節：無し
35. 血管の異常：無し
36. 卵膜欠損：無し
37. 羊水量：中等
38. 破水時混濁：無し
39. 分娩時混濁：無し
40. 担当者：岡崎　洋平
　　　主治医：田村　伸一
　　　分娩担当医師：宮本　健太
　　　介助助産師：住田　由香里
　　　新生児助産師・看護師：浦上　裕子

【母処置】

1. 母処理：有り
2. 母処置詳細：会陰裂傷　縫合 I 度
3. 会陰切開部位：正中
4. 縫合糸：2-0 バイクリル
5. 縫合数：連続
6. 分娩時に使用した麻酔：あり

7. 分娩時に使用した麻酔詳細：局所麻酔
8. 全身麻酔：無し
9. 分娩時に使用した薬剤：無し
10. 抗生物質：無し
11. クリステレル：無し
12. 用手的誘導（会陰進展）：無し

＊.3.29
彰（あきら）と命名。
健康保険出産手当金支給申請書、出生証明書、出産育児一時金支給申請書を作成。

医療機関名：日本橋病院
住　　　　所：東京都中央区日本橋茅場町 9-9-9
電 話 番 号：03-○○○○-○○○○
医　　　　師：田村伸一

1 出産手当金支給申請書（被保険者のみが請求する）

作成文書	請求者	各種書類の交付	提出先
出産手当金支給申請書	被保険者	医療機関	事業主　→　保険者

① 健康保険の被保険者が出産のため、業務に就くことができず休業した場合に保険者へ出産手当金の請求を行うものです。

② 出産手当金の支給を受けるために出産時、医療機関で出産していることが条件です。

③ 「事業主が証明するところ」は、事業主が記入します。

④ 医療機関では分娩の状況に関する証明を行います。

　医師が意見を記入するところの欄に記入します。

　※出産手当金……健康保険法第102条、第103条に規定

　　出産の日（出産が出産予定日より遅れた場合、出産予定日以前42日（多胎妊娠の場合98日）から出産以後の56日までの間において労務に服さなかった期間に対して支給される。

健康保険出産手当金支給申請書

○「初回申請分」には、申請期間とその期間前 1 ヶ月分の賃金台帳と出勤簿
（タイムカード）の写を添付してください。

<table>
<tr><td rowspan="18">事業主が証明するところ</td><td colspan="3">㋒　労務に服さなかった日（出勤は○で、有給は△で、公休は公で、欠勤は／でそれぞれ表示してください）</td><td>出勤</td><td>有給</td></tr>
<tr><td>年　月</td><td colspan="2">1 2 3 4 5 6 7 8 9 10 11 12 13 14 15 16 17 18 19 20 21 22 23 24 25 26 27 28 29 30 31　計</td><td>日</td><td>日</td></tr>
<tr><td>年　月</td><td colspan="2">1 2 3 4 5 6 7 8 9 10 11 12 13 14 15 16 17 18 19 20 21 22 23 24 25 26 27 28 29 30 31　計</td><td>日</td><td>日</td></tr>
<tr><td>年　月</td><td colspan="2">1 2 3 4 5 6 7 8 9 10 11 12 13 14 15 16 17 18 19 20 21 22 23 24 25 26 27 28 29 30 31　計</td><td>日</td><td>日</td></tr>
<tr><td>年　月</td><td colspan="2">1 2 3 4 5 6 7 8 9 10 11 12 13 14 15 16 17 18 19 20 21 22 23 24 25 26 27 28 29 30 31　計</td><td>日</td><td>日</td></tr>
<tr><td>年　月</td><td colspan="2">1 2 3 4 5 6 7 8 9 10 11 12 13 14 15 16 17 18 19 20 21 22 23 24 25 26 27 28 29 30 31　計</td><td>日</td><td>日</td></tr>
<tr><td colspan="3">労務につかなかった期間のうちの賃金支払状況（出勤した日、有給休暇の日を除く）
(1) 支給しない　現在も将来も支給しない場合はその理由を記入してください。</td><td colspan="2">賃金計算
締　日　　　　日</td></tr>
<tr><td colspan="3">(2) 全部または一部支給した（する）場合はその内訳</td><td colspan="2">支払日　　　　日</td></tr>
</table>

<table>
<tr><td rowspan="9">㋓
支給した
（する）
内訳</td><td>支給期間
＼
区　分</td><td>単価</td><td>全 部 支 給
月 日 ～ 月 日</td><td>一 部 支 給
月 日 ～ 月 日</td><td>一 部 支 給
月 日 ～ 月 日</td><td>支 払 日</td><td>給与の種類
（○を囲んでください）</td></tr>
<tr><td>基 本 給</td><td></td><td></td><td></td><td></td><td>月　　日</td><td rowspan="7">月　　　　給

日　　　　給

日 給 月 給

時 間 給

歩 合 給

そ の 他</td></tr>
<tr><td>家 族 手 当</td><td></td><td></td><td></td><td></td><td>月　　日</td></tr>
<tr><td>手 当</td><td></td><td></td><td></td><td></td><td>月　　日</td></tr>
<tr><td>手 当</td><td></td><td></td><td></td><td></td><td>月　　日</td></tr>
<tr><td>手 当</td><td></td><td></td><td></td><td></td><td>月　　日</td></tr>
<tr><td>現 物 給 与</td><td></td><td></td><td></td><td></td><td>月　　日</td></tr>
<tr><td>計</td><td></td><td></td><td></td><td></td><td>月　　日</td></tr>
</table>

上記のとおり相違ないことを証明します。　　　　　　　　担当者氏名

令和　　年　月　日　　　事 業 所 所 在 地
　　　　　　　　　　　　事 業 所 名 称
　　　　　　　　　　　　事 業 主 氏 名　　　　　　　　㊞　電話　　（　　　）

<table>
<tr><td rowspan="8">医師または助産師が意見を記入するところ</td><td>出 産 年 月 日</td><td>令和　　年　月　日</td><td>出 産 予 定 年 月 日</td><td>令和　　年　月　日</td></tr>
<tr><td>正 常 出 産 又 は
異 常 出 産 の 別</td><td>正 常 ・ 異 常</td><td>生 産 又 は 死 産 の 別</td><td>生産・死産（妊娠　　ケ月）</td></tr>
<tr><td>出 生 時 の 数</td><td>単胎・多胎（　　児）</td><td colspan="2"></td></tr>
<tr><td colspan="4">上記のとおり相違ないことを証明します。

　　　　　　　　　　　　　　　　　令和　　年　月　日
　　医 療 機 関 の 所 在 地
　　医 療 機 関 の 名 称
　　医師・助産師の氏名　（職名　　　　　）
　　　　　　　　　　　　　電 話　　（　　　）</td></tr>
</table>

2 出生証明書

作成文書	請求者	各種書類の交付	提出先
出生証明書	被保険者・家族	医療機関	出生届とともに役所に提出

【記載事項】

① 子の氏名および性別

　　子の氏名と性別を診療録などの記載をもとに記入します。

② 生まれたとき

　　出生した年月日と時分を診療録などの記載をもとに記入します。

③ 出生したところおよびその種別

　　出生したところの種別は 1 ～ 5 のいずれかを○で囲み、医療機関の住所と医療機関名
を記入します。

④ 体重および身長

　　診療録などの記載をもとに出生時の体重と身長を記入します。

⑤ 単胎・多胎の別

　　1 人の場合は単胎の項目を○で囲みます。2 人以上の場合は多胎の項目を○で囲み、
何子中第何子であったか、（　　　）内に数字で記入します。

⑥ 母の氏名

　　母の氏名と妊娠週数を診療録などの記載をもとに記入します。

⑦ この母の出産した子の数

　　診療録などの記載をもとに、医師に確認のうえ記入します。

⑧ 出生立会者、住所、氏名欄

　　医師を○で囲み、医療機関の住所を記載します。証明の日付は文書を作成した日付を
記入します。氏名欄は医師に証明内容の最終確認をしてもらう際に、直筆で署名または
押印してもらいます。

出 生 証 明 書

子 の 氏 名		男女の別	1 男　2 女
生まれたとき	令和　　年　　月　　日	午前 午後	時　　　分

出 生 し た ところ及び そ の 種 別	出生したところ の　種　別	1 病院　2 診療所　3 助産所 4 自宅　5 その他	
	出 生 し た と こ ろ	番地 番　　　　　号	
	出生したところ の種別 1～3 施設の名称		

体重及び身長	体重 　　　　　　グラム	身長 　　　　センチメートル

単胎・ 多胎の別	1　単胎　　2　多胎（　　子中第　　子）

母 の 氏 名		妊娠 週数	満　　週　　日

この母の出産 した子の数	出生子（この出生子及び出生後 　　　　死亡した子を含む） 死産児（妊娠週 22 週以降）	人 胎

1　医　師 2　助産師 3　その他	上記のとおり証明する。 　　　　　　　　　　　　　令和　　年　　月　　日 （住所） 　　　　　　　　　　　　　　　　番地 　　　　　　　　　　　　　　番　　　　　号 （氏名）

3 出産育児一時金（被保険者・被扶養者に対しても支給される）

作成文書	請求者	各種書類の交付	提出先
出産育児一時金支給申請書	被保険者・家族	医療機関	育児時間・育児休暇申請のために職場に提出。

「被保険者が記入するところ」欄には、被保険者が記入します。

医療機関側は、「医師・助産師または市区町村長が証明するところ」欄を記入をします。

【記載事項】

① 被保険者が記入するところ

　　「被保険者が記入するところ」は、被保険者が記入します。

② 出産者氏名

③ 出産年月日

　　被保険者が分娩した日を、診療録などの記載をもとに記入します。

④ 出生児の数

　　1 人の場合は単胎の項目を○で囲みます。2 人以上の場合は多胎の項目を○で囲み、出生児の数を（　　　　児）の中に数字で記入します。

⑤ 生産または死産の別

　　診療録などの記載をもとに該当する項目を○で囲みます。死産の場合は、妊娠第何週（何ヵ月）であったのかを、診療録などの記載をもとに記入します。

⑥ 日付

　　文書を作成した日を記入します。

⑦ 医療機関の所在地・名称・医師・助産師名

　　病院の住所・名称を記入します。医師の氏名欄は医師に証明内容の最終確認をしてもらう際に直筆で署名または押印してもらいます。

⑧ 「本籍」・「筆頭者名」欄以下は、市区町村長が証明するところなので、記入しません。

届出コード		
6	3	A

健康保険 被保険者 家族 出産育児一時金支給申請書

◎記入方法および添付書類等については、別紙「記入例」「添付書類について」を確認してください。
◎「※」印欄は記入しないでください。

被保険者が記入するところ

㋐ 被保険者証の記号・番号	㋑ 被保険者の生年月日	届出種別	受付年度	通番	グループ
－	5：昭和 7：平成　年　月　日	0 4	令和 ※ 年	※	※

㋒ 被保険者（申請者）の氏名と印	（フリガナ） ㊞	㋓ 事業所の 名称	
		㋓ 事業所の 所在地	
㋔ 被保険者（申請者）の住所	郵便番号 － ［受取人情報］/［被保険者情報］	（フリガナ） 都道府県 電話（　　）	

被扶養者が出産したための申請書であるときは、その方の	㋕ 被扶養者の氏名	㋖ 被扶養者の生年月日	被扶養者番号
		昭和 平成 令和　年　月　日	※

㋗ 出産した年月日	㋘ 出生児数	㋙ 死産児数	㋚ 妊娠経過期間	㋛ 法第3条第2項被保険者として支給を受けた場合はその額（調整減額）
令和　年　月　日	人	人	週	円

㋜ 出生児の氏名	㋝ 被保険者と出生児の続柄	㋞ 出産した医療機関等	
（フリガナ）		名称	
		所在地	電話（　　）

申請者（本人）出産育児一時金記入欄		
㋟ 今回の申請は、退職等により、全国健康保険協会管掌健康保険の被保険者資格の喪失後、6ヵ月以内に出産したことによる申請ですか。	□ はい	□ いいえ
㋠ 上記㋟で、「はい」と答えた場合、資格喪失後、家族の被扶養者になっていますか。	□ はい	□ いいえ
㋡ 上記㋠で、「はい」と答えた場合、資格喪失後に家族の被扶養者として加入している健康保険の保険者名と記号・番号を記入してください。	保険者名	
	記号・番号	

申請者（家族）出産育児一時金記入欄		
㋢ 今回の申請は、家族が被扶養者認定後、6 カ月以内に出産したことによる申請ですか。	□ はい	□ いいえ
㋣ 上記㋢で、「はい」と答えた場合、家族が被扶養者の認定を受けた要因は退職等により、健康保険の資格を喪失したことによるものですか。	□ はい	□ いいえ
㋤ 上記㋣で、「はい」と答えた場合、家族が被扶養者認定前に加入していた健康保険の保険者名と記号・番号を記入してください。	保険者名	
	記号・番号	

請求年月日	特別コード	不支給理由	106 条	貸付/代理表示	貸付金額	産科医療補償制度	法定支給額	支払方法	受取人住所区分
令和 ※ 年　月　日	※	※	※ 0：非該当 1：該当	※ 0：なし 1：貸付有り 1：代理有り	※ 円	※ 0：未加入 1：加入	※ 円	※ 2：個人払い 3：その他	※ 0：本人 1：代理人

医師・助産師または市区町村長が証明するところ

出産者氏名		出産年月日	令和　年　月　日
出生児の数	単胎・多胎（　児）	生産または死産の別	生産・死産（妊娠　週）

上記のとおり相違ないことを証明する。　令和　年　月　日

医療機関の所在地
医療機関の名称
医師・助産師の氏名

本籍				筆頭者名	
母の氏名		出生児氏名		出生年月日	令和　年　月　日

上記のとおり相違ないことを証明する。　令和　年　月　日

市区町村長名　㊞

問題 12　出席停止証明書

問　次の診療録から「出席停止証明書」、「登校許可証明書」を作成しなさい。

過敏症　有　無

診　療　録

公費負担者番号		保険者番号	0 1 1 3 0 0 1 2
公費負担医療の受給者番号		被保険者手帳・被保険者証　記号・番号	6040819・54
		有効期限	令和　年　月　日

受診者				
氏名	若林　裕介		被保険者氏名	
生年月日	明大昭平令（平に○）　**年　3月　1日	男（○）・女	資格取得	昭・平・令　年　月　日
住所	東京都渋谷区上原 2-15-9 電話　03－○○○○－○○○○		事業所（船舶所有者）　所在地	
			名称	
職業	学生	被保険者との続柄　子	保険者　所在地	
			名称	

傷病名	職務	開始	終了	転帰	期間満了予定日
B型インフルエンザ	上・外	令和*年　4月10日	令和*年　4月14日	治ゆ（○）・死亡・中止	年　月　日
	上・外	年　月　日	年　月　日	治ゆ・死亡・中止	年　月　日
	上・外	年　月　日	年　月　日	治ゆ・死亡・中止	年　月　日
	上・外	年　月　日	年　月　日	治ゆ・死亡・中止	年　月　日

既往症・原因・主要症状・経過等

令和*年　4月10日　循環器科／井上文洋
代行入力者／植田亜季（承認：循環器科／井上文洋）
症状：昨日から発熱39度、夕食は普通に食べた
　　頭痛、筋肉痛あり。
学校でインフルエンザが流行している
インフルエンザの予防接種を昨年11月に1回済
発熱以外症状、身体所見上の異常特になし
検査結果：B型インフルエンザ陽性
飲食可能なため、①リレンザを投与し飲水に努める
咳などによる飛沫感染が主なので、学校出席停止。
熱が下がってから2日を目安として4日間通学停止
薬剤情報提供料（文書）
◆予防対策
　①偏りのない十分な栄養を摂る。
　②十分な休息をとり規則正しい生活を心がける
　③石鹸による手洗い
　④うがい
　⑤感染の可能性が考えられる場所を避ける。
　⑥換気をこまめに行う。空気清浄機などの使用も有効。
　⑦マスクの装着

令和*年 4月14日　循環器科／井上文洋
代行入力者／植田亜季（承認：循環器科／井上文洋）
令和*年4月12日より
熱、頭痛などの症状は消失、治癒とする。

処方・手術・処置等

*年4月10日　循環器科／井上文洋
代行入力者／植田亜季（承認：循環器科／井上文洋）
検査－末梢血液一般、CRP
尿一般
インフルエンザウイルス抗原
Rp）院外処方
　　リレンザ4ブリスター　分2×5日間

患者情報
　渋谷区立 ABC 小学校
　6年1組
　身長 140 cm　体重 34 kg

医療機関名：中央病院
住　　所：東京都渋谷区神泉町 9-9-9
電話番号：03-○○○○-○○○○
医　　師：井上　文洋

傷病名	労務不能に関する意見　意見書に記入した労務不能期間		労務不能に関する意見　意見書交付	入院期間	
	自　月　日 至　月　日	日間	年　月　日	自　月　日 至　月　日	日間
	自　月　日 至　月　日	日間	年　月　日	自　月　日 至　月　日	日間
	自　月　日 至　月　日	日間	年　月　日	自　月　日 至　月　日	日間

業務災害又は通勤災害の疑いがある場合は、その旨

備考		
	公費負担者番号	
	公費負担医療の受給者番号	

出席停止証明書

作成文書	請求者	各種書類の交付	提出先
出席停止証明書	患者	医療機関	学校へ提出

- 学校教育法第 35 条（第 49 条）または、学校保健安全法第 19 条の規定に従う。
- 医療機関の証明なし → 保護者による治癒報告書、医療費明細書

【記載事項】

インフルエンザの出席停止

① 診断書なしの場合は「医療費明細書」、または「薬剤のコピー」

　　医療機関を受診したことがわかる書類を提出します。

　　発病より主治医の許可が出るまで、登校はできません。

② 文書料が発生する場合は保護者が負担します。

　　書類には診断名、休まなければならない期間が記載されます。

　　学校感染症、伝染病に指定されている疾患に対する医師の証明書は、文書料がかかりません。

保護者様

　　　　　　　　　　　　　　　　　　　　　　　　　立　　　　　　　　長

出席停止について

　お子さんが下記の病気になった場合、学校保健法の定めるとおり出席停止になります。完全に治るまで登校を見合わせてください。出席停止の期間については症状により異なります。登校の際に、必ず医師の診断を受け、下記の治癒証明書を学校へ提出してください。

　医師から伝染のおそれがないと認められたときはこの限りではありません。

出席停止期間の基準　（学校保健法施行規則）			
インフルエンザ	解熱後2日を経過するまで	風疹	発疹が消失するまで
百日咳	特有の咳が消失するまで	水痘	全ての発疹がか皮化するまで
麻疹（はしか）	解熱後3日を経過するまで	咽頭結膜熱	主要症状が消退した後2日を経過するまで
流行性耳下腺炎	耳下腺の腫脹が消失するまで	その他の伝染病	治癒するまで

※出席停止措置の期間は、欠席扱いにはなりません。

治癒証明書

　　　　　　　　　　　　　　　　　　　　　　　　　立　　　　　　　　長

　　　　　　　　　　　　　　年　　　組　氏名

上記の園児・児童・生徒は伝染病予防上支障がないことを証明します。

　病名（　　　　　　　　　　　　　　）

令和　　　年　　月　　　日

　　　　　　　　　　　　　　　　　　　　　　医　師　名

登校許可証明書

_____ 学校（　　　　科）

_____ 年　　組　氏名 _____

病名 _____

　　　　　治療期間　　令和　　　年　　　　月　　　　日から

　　　　　　　　　　　令和　　　年　　　　月　　　　日まで

　上記の疾患は治癒しており、他者に感染のおそれがなくなりましたので、登校しても差し支えないものと認めます。

備考

_____

_____

_____

　　　　　　　　　　　　　　　　　　　令和　　　年　　　月　　　日

　　　　医療機関名

　　　　医師名　　　　　　　　　　　　　　　　印

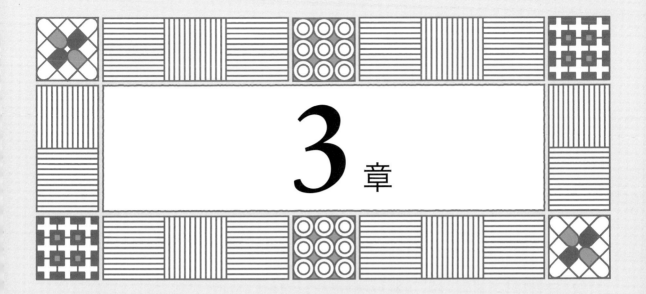

3章

学科問題

① 医師事務作業補助者とは

問題 1　次の記述のうち、正しいものには○を、誤っているものには×をつけなさい。

1. 医師事務作業補助者の業務には、DPC のコーディング作業が含まれる。

2. 医師事務作業補助者の業務には、看護業務の補助が含まれる。

3. 医師事務作業補助者の業務には、主治医意見書の記載代行が含まれる。

4. 医師事務作業補助者の業務には、カルテの記載代行が含まれる。

問題 2　診療情報提供書について正しいものには○を、誤っているものには×をつけなさい。

1. 診療情報提供書は、紹介状とも呼ばれている。

2. 診療情報提供書の内容は、症状・診断・治療など現在までの診療の総括と紹介の目的などである。

3. 患者から、診療情報提供書の交付を求められた場合、無償で交付しなければならない。

4. 診療情報提供書は、健康保険の適用外である。

問題 3　次の記述うち、医師事務作業補助者の仕事には○を、それ以外は×をつけなさい。

1. 医師の指示を受けて、医局運営に関する庶務を行う。

2. 医師の指示を受けて、診療記録などをもとに退院要約の下書きを行う。

3. 医師の指示を受けて、医療文書をもとに定型的な集計作業ができる。

4. 医師の指示を受けて、診療に用いる物品を準備できる。

② 医療関連法規

問題 1　医師法について正しいものには○を、誤っているものには×をつけなさい。

1. 医師は必要に応じて医療を受ける者を他の医療施設に紹介し、その診療に必要な情報を提供して医療提供施設相互間の機能の分担および業務の連携を図らなければならない。

2. 医師免許は医師国家試験に合格すれば、医籍に登録され厚生労働大臣から医師免許証が交付される。

3. 医師免許を取り消されたものであっても、取消しの理由となった事項に該当しなくなったときなどは、医道審議会が再免許を与える。

4. 診療をした医師は、遅滞なく診療に関する事項を診療録に記載しなければならない。

問題 2　医療法について正しいものには○を、誤っているものには×をつけなさい。

1. 医業を行う病院の管理者は、必ず臨床研修等修了医師でなくてはならない。

2. 病院とは、医師が公衆または特定多数人のため医業を行う場所であり、30人以上の患者を入院させるための施設を有するものをいう。

3. 助産所の管理者は、同時に10人以上の妊婦、産婦またはじょく婦を入所させてはならない。ただし、やむを得ない理由があり、臨時応急のため入所させるときは、この限りでない。

4. 医業を行う病院または診療所の開設者は、医籍に登録された臨床研修等修了医師でなくてはならない。

問題 3　療養担当規則の内容について正しいものには○を、誤っているものには×をつけなさい。

1. 保険医療機関は、保険医の行う処方せんの交付に関し、患者に対して特定の保険薬局において調剤を受けるべき旨の指示などを行ってはならない。

2. 保険医療機関は、療養の給付の担当に関する帳簿および書類その他の記録をその完結の日から5年間保存しなければならない。

3. 保険医療機関は、その入院患者に対して、患者の負担により、当該保険医療機関の従業者以外の者による看護を受けることができる。

4. 保険医療機関は、患者の診療録を、その完結の日から5年間保存しなければならない。

❸ 医療保険制度

問題 1　次の文章について、正しいものには○を、誤っているものには×をつけなさい。

1. 在宅医療には、患者の求めに応じて緊急時に診察を行うという従来型の往診と、医師が診療計画を立てて、定期的に患者宅を訪問し診察を行う訪問診療とがある。

2. 全国健康保険協会管掌健康保険の被保険者は、大企業の従業員とその扶養者である。

3. 国家公務員共済組合は、職域保険の 1 つで、国家公務員とその家族を対象としている。

4. 生活保護を受けている者も、後期高齢者医療制度の被保険者となる。

問題 2　次の文章について、正しいものには○を、誤っているものには×をつけなさい。

1. 選定医療とは、先進医療など、新しい治療法や新薬などで患者の選択の幅を広げるために提供される特別なサービスのことをいう。

2. 療養の給付に要する費用の額は、厚生労働大臣が定めるところにより算定する。

3. 故意の事故などで給付事由を生じさせた場合でも、保険給付は行われる。

4. 傷病手当金は、業務中の負傷などで休業となったときに、経済的な補償を得るために支給されるものである。

問題 3　次の記述のうち、正しいものには○を、誤っているものには×をつけなさい。

1. 介護保険の保険者とは、市町村および特別区である。

2. 「要介護者」とは、要介護状態にある 60 歳以上の者をいう。

3. 警察共済組合の法別番号は、「33」である。

4. 退職者医療制度の加入期間は、70 歳になるまでである。

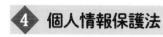 個人情報保護法

問題1　次の記述のうち、正しいものには○を、誤っているものには×をつけなさい。

1. 本人の同意がなくても、患者の家族から病状説明するように頼まれたら、説明してよい。

2. 患者本人から診療録の開示の求めがあった場合、医療機関には応じる義務がある。

3. ホームページに患者の写真を掲載する場合、本人の同意は必要ない。

4. 生命保険会社から、患者の病歴について問合せがあった場合、本人の同意がなければ、答えてはならない。

問題2　次の記述で、正しいものには○を、誤っているものには×をつけなさい。

1. 学校の担任から、生徒である患者の病状について、問合せがあった場合、本人の同意がなくても説明してよい。

2. 未成年は、どんな場合でもカルテの開示を求めることはできない。

3. 患者本人からカルテ開示を求められたときでも、本人または第三者の生命、身体、財産その他の権利利益を害するおそれがある場合は、全部または一部を開示しないことができる。

4. 医療法による立入検査や児童虐待などにかかわる通知のために個人情報を提供する場合は、本人の同意がなくても提供できる。

問題3　次の個人情報保護法に関する文章で、正しいものには○を、誤っているものには×をつけなさい。

1. コンピュータを廃棄する際、ハードディスク内に個人情報が残存しており、回収業者により個人情報が抽出されてしまう場合があるので注意する。

2. 個人情報保護法の全面施行に伴い、個人情報取扱業者は、法の定める義務・主務大臣の命令に違反した場合は、行政罰が科せられる。

3. 個人情報が漏洩・紛失した場合のリスクは、大きく分けると「直接的リスク」と「間接的リスク」に分けられる。

4. 医師事務作業補助者の各人が、「患者は医療機関を信用して個人情報を提供している」との認識をもち、取扱いに十分注意しなければならない。

⑤　電子カルテシステム

問題1　次の記述のうち、正しいものには○を、誤っているものには×をつけなさい。

1. 電子カルテを導入することにより、受付・薬剤の受取りおよび会計などの待ち時間も短縮される。

2. 電子カルテを導入しても、患者が医者からレントゲン写真や検査結果などのわかりやすい説明を受けることは期待できない。

3. 「真正性」、「見読性」、「保存性」は、電子カルテの定義の3原則である。

4. 診療録の電子媒体による保存には、運用管理規定は必要がない。

問題2　次の記述のうち、正しいものには○を、誤っているものには×をつけなさい。

1. 医師法第20条には、電子媒体による保存を認める文書を規定している。

2. 救急救命士法第28条には、救急救命処置録について規定されている。

3. 電子カルテの運用管理規定には、患者のプライバシー保護に関する事項は定められている。

4. 解決すべき課題に用語・コード・様式の標準化があげられている。

問題3　次の記述のうち、正しいものには○を、誤っているものには×をつけなさい。

1. 従業者に対する、業務上の秘密と指定された個人データの非開示契約の締結や教育・訓練などを行うことを組織的安全管理対策という。

2. 入退館の管理、個人データの盗難の防止などの措置を物理的安全対策という。

3. 安全管理について従業者の責任と権限を明確に定め、安全管理に関する規定や手順書を整備し、その実施状況を確認することを人的安全管理対策という。

4. 個人データおよびそれを取り扱う医療情報システムへのアクセス制御、不正ソフトウェア対策、医療情報システムの監視など、個人データに対する技術的な安全管理措置を技術的安全対策という。

6　医療機関の安全管理

問題1　医療法施行規則に定められた一般病棟の医療の安全の確保について、正しいものには○を、誤っているものには×をつけなさい。

1.　医療に係る安全管理のための職員研修を実施すること。

2.　医療機関内における事故報告などの医療に係る安全の確保を目的とした改善のための方策を講ずること。

3.　専任の医療に係る安全管理を行うものを配置する。

4.　医療に係る安全管理を行う部門を設置する。

問題2　医療事故発生時の正しい対応で、正しいものには○を、誤っているものには×をつけなさい。

1.　第一発見者は、必ず最初に医師に知らせる。

2.　緊急時のマニュアルに沿って、医師に報告する。

3.　患者へのプライバシーや人権への配慮を尊重する。

4.　患者の利益を最優先する。

問題3　医療安全管理において、正しいものには○を、誤っているものには×をつけなさい。

1.　効果的な医療安全体制を構築し、組織全体で適切な医療事故防止対策を展開する。

2.　医療事故防止の具体的な要点を定めたマニュアルを作成してあれば、全職員を対象とした教育・研修をする必要はない。

3.　発生した医療事故に適切に対応するため、医療事故対応委員会を設置する。

4.　患者相談窓口を設置し、患者およびその家族からの意見も取り入れ、医療安全管理に反映していく。

7 院内感染予防

問題 1　院内感染について正しいものには○を、誤っているものには×をつけなさい。

1. 易感染患者を防御するには、標準予防策で十分対応できる。
2. 院内感染防止対策委員会は、すべての職員に対して組織的な対応と教育・啓発活動を行う。
3. 院内感染防止対策は、個々の医療従事者ごとに院内感染予防対策マニュアルを遵守していれば十分であり、教育や研修などは必要ない。
4. 医療従事者が医療施設内で感染した感染症も院内感染である。

問題 2　標準予防策について正しいものには○を、誤っているものには×をつけなさい。

1. 標準予防策は、感染症の患者のみに適用される。
2. 標準予防策の基本は、手洗い、手袋、エプロン、マスクなどを着用することである。
3. 標準予防策には、針刺し事故対策や毎日の清掃は含まれていない。
4. 標準予防策は、患者だけでなく、医療従事者も感染事故から守るためのものである。

問題 3　感染経路予防対策について正しいものには○を、誤っているものには×をつけなさい。

1. 感染経路には、接触感染、飛沫感染、空気感染がある。
2. 飛沫感染予防の要点は、標準予防策に加えて、手袋とプラスチックエプロンを着用することである。
3. 空気感染予防の要点は、標準予防策に加えて空調設備のある個室に隔離することと、医療者は、N95 マスクを着用することである。
4. 接触感染予防の要点は、標準予防策に加えてサージカルマスクを着用することである。

8　薬の基礎知識

　下記の説明で、正しいものには○を、誤っているものには×をつけなさい。

1. 協力作用は作用が強まることをいう。

2. 相加作用は作用が弱まるか無効になることをいう。

3. 拮抗作用には相加作用と相乗作用がある。

4. 相乗作用は各作用の和以上に強まることをいう。

問題 2　**薬剤の剤形について正しいものには○を、誤っているものには×をつけなさい。**

1. 散剤は、錠剤やカプセル剤に比べると、吸収が早い。

2. 煎剤は、生薬に精製水を加え数回かき混ぜながら 30 分間加熱し、温かいうちに布ごししたものをいう。

3. 坐剤に、局所適用するものはない。

4. カプセル剤は、苦みを感じないので、高齢者や幼児に適した剤形である。

問題 3　**薬物の体内での動きについて正しいものには○を、誤っているものには×をつけなさい。**

1. 吸収とは、薬物が血中に入って全身を循環し、体内の各組織に運ばれ、薬効作用を発揮することである。

2. 分布とは、薬物が血液の中にはいることをいう。

3. 代謝とは、体内の各組織に運ばれた薬物の多くが、主に肝臓において化学変化を起こし、排泄されやすい物質へと変わることをいう。

4. 排泄とは、体内の薬物が体の外に排出されることをいう。薬物の多くは腎臓を経て体外に排出されるが、肝臓でつくられる胆汁に混ざって糞便として排出される場合もある。それ以外にも呼気、汗、唾液、乳汁を介して排出されるものもある。

❾　診療録の記載について

問題 1　次の記述のうち、正しいものには○を、誤っているものには×をつけなさい。

1. 診療録とは、狭義上「患者の診察内容・経過などを記載する文書」と医師法で定めている。

2. 診療録は、医師の私物である。

3. 診療録に関する法規としては、医師法および保険医療養担当規則がある。

4. 医師法施行規則には、診療録の記載方法について規定がある。

問題 2　次の記述のうち、正しいものには○を、誤っているものには×をつけなさい。

1. 看護職が行う記録の中で、助産録については保健師助産師看護師法で記録が義務づけられている。

2. 看護業務の計画に関する記録には、看護師の勤務状態などを記録する必要はない。

3. 手術記録用紙には、手術日・術者・術式・麻酔医などおよび手術中の出血量も記載する。

4. ナースチャート 2 号用紙には、患者の現病歴・既往症歴などを記載する。

問題 3　診療録について、正しいものには○を、誤っているものには×をつけなさい。

1. 診療録は、医師法や療養担当規則によって作成およびその方法が義務づけられているわけではない。

2. 医師は、診療したときは遅滞なく診療に関する事項を診療録に記載しなければならない。

3. 診療録の保存は、療養担当規則により、完結の日から 5 年間と定められている。

4. 診療録は、医師の備忘録として作成するものではない。

⑩ 医　学

問題 1　次の記述のうち、正しいものには○を、誤っているものには×をつけなさい。

1. 小児の月齢区分として生後 8 週間までを新生児期と呼ぶ。
2. 新生児生理的黄疸は、生後 1 ～ 7 日頃に皮膚に黄疸が出現する。
3. 口唇裂・口蓋裂は、先天奇形で乳幼児期に手術適応である。
4. 子宮筋腫の診断には、細胞診検査が有効である。

問題 2　骨格系・筋組織の仕組みと働きについて、正しいものには○を、誤っているものには×をつけなさい。

1. 筋組織は、機能や形態によって、骨格筋・平滑筋・心筋に分類される。
2. 骨は、生きた臓器で成長が停止した後も破壊と修復が行われている。
3. 骨には、造血機能があり、すべての骨の骨髄で行われる。
4. 筋組織には、随意筋と不随意筋があり、平滑筋は、随意筋である。

問題 3　消化器系の仕組みと働きについて、正しいものには○を、誤っているものには×をつけなさい。

1. 消化管は、口腔から肛門まで続く管で、平均的な成人で、約 9m ある。
2. 胆嚢は、胆汁を産生して蓄える器官である。
3. 小腸に絨毛があるように、大腸にも絨毛がある。
4. 膵臓は、胃の後下部に位置する細長い臓器で、消化腺であるとともに内分泌腺でもある。

⑪ 語彙力の向上

1 語彙とは何か？

そもそも語彙とは一体何なのでしょうか？

語彙とは、ある範囲（例えば、患者の病状詳記など）において使われる単語の総体のことをいいます。そして、語彙には種類というものが存在します。まず、「理解語彙」というものがあります。これは、見聞きして意味がわかる言葉の集まりのことです。次に「使用語彙」というものがあります。これは、自分で使うことのできる言葉の集まりをいいます。当然ながら、理解語彙のほうが使用語彙よりも範囲が広くなります。

よって、ここでは理解語彙を増やすことも重要なことですが、語彙が使えなくては文書作成には役に立たないことから、医師事務の理解語彙と医師の使う使用語彙の範囲をできる限り並行させていきましょう。

2 練習問題

実際にやることといえば、やはり問題を解くことになります。

【語彙の確認テスト】

以下の体に関する慣用句に合う最も適切な文章を解答群から選びなさい。

1　「耳が痛い」	2　「胸がうずく」	3　「のどから手が出る」
4　「目の上のこぶ」	5　「手が足りない」	6　「鼻が高い」
7　「腹が立つ」	8　「腰が低い」	9　「骨が折れる」
10　「舌を巻く」	11　「歯が立たない」	12　「頭が痛い」
13　「足が棒になる」	14　「肝に命ずる」	15　「口が堅い」
16　「首を長くする」	17　「あごをだす」	18　「肩を並べる」
19　「顔から火が出る」	20　「腕を上げる」	

【解答群】

a	歩き疲れた様子	b	癇に障ること
c	働く人が不足していること	d	対等に張り合うこと
e	得意になること	f	自分の欠点をはっきり言われてつらいこと
g	欲しくてたまらない様子	h	驚いて感心すること
i	つらい過去など心の傷が痛むこと	j	とても疲れること
k	とても対抗できないこと	l	他人に対する態度が謙虚なこと
m	邪魔なもの	n	苦労すること
o	どうしたらよいかと悩むこと	p	恥ずかしい思いをして赤面すること
q	心待ちにしている様子	r	上達すること
s	秘密を守って話さないこと	t	心に深くとめて忘れないこと

【カルテによく出る用語　読みおよび意味】

以下の漢字の読みおよび意味を書きなさい。

1.　鼻汁　（　　　　　　　　　　　　　　　　　　　　　　　　　　　）
2.　蝸牛　（　　　　　　　　　　　　　　　　　　　　　　　　　　　）
3.　吃逆　（　　　　　　　　　　　　　　　　　　　　　　　　　　　）
4.　前庭　（　　　　　　　　　　　　　　　　　　　　　　　　　　　）
5.　曖気　（　　　　　　　　　　　　　　　　　　　　　　　　　　　）
6.　日内変動　（　　　　　　　　　　　　　　　　　　　　　　　　　）
7.　痂皮　（　　　　　　　　　　　　　　　　　　　　　　　　　　　）
8.　仰臥位　（　　　　　　　　　　　　　　　　　　　　　　　　　　）
9.　凡例　（　　　　　　　　　　　　　　　　　　　　　　　　　　　）
10.　胼胝腫　（　　　　　　　　　　　　　　　　　　　　　　　　　　）
11.　車前草　（　　　　　　　　　　　　　　　　　　　　　　　　　　）
12.　魚鱗癬　（　　　　　　　　　　　　　　　　　　　　　　　　　　）
13.　霰　（　　　　　　　　　　　　　　　　　　　　　　　　　　　　）
14.　粃糠疹　（　　　　　　　　　　　　　　　　　　　　　　　　　　）
15.　匿う　（　　　　　　　　　　　　　　　　　　　　　　　　　　　）
16.　鵞口瘡　（　　　　　　　　　　　　　　　　　　　　　　　　　　）
17.　捗る　（　　　　　　　　　　　　　　　　　　　　　　　　　　　）
18.　鱗屑　（　　　　　　　　　　　　　　　　　　　　　　　　　　　）
19.　自重　（　　　　　　　　　　　　　　　　　　　　　　　　　　　）
20.　嗄声　（　　　　　　　　　　　　　　　　　　　　　　　　　　　）
21.　脆弱性　（　　　　　　　　　　　　　　　　　　　　　　　　　　）
22.　倣う　（　　　　　　　　　　　　　　　　　　　　　　　　　　　）
23.　踵部　（　　　　　　　　　　　　　　　　　　　　　　　　　　　）
24.　相応しい　（　　　　　　　　　　　　　　　　　　　　　　　　　）
25.　耳漏　（　　　　　　　　　　　　　　　　　　　　　　　　　　　）
26.　俯瞰　（　　　　　　　　　　　　　　　　　　　　　　　　　　　）
27.　含嗽　（　　　　　　　　　　　　　　　　　　　　　　　　　　　）
28.　陳急性　（　　　　　　　　　　　　　　　　　　　　　　　　　　）
29.　搔痒感　（　　　　　　　　　　　　　　　　　　　　　　　　　　）
30.　培う　（　　　　　　　　　　　　　　　　　　　　　　　　　　　）
31.　拘禁　（　　　　　　　　　　　　　　　　　　　　　　　　　　　）
32.　隠蔽　（　　　　　　　　　　　　　　　　　　　　　　　　　　　）
33.　支弁　（　　　　　　　　　　　　　　　　　　　　　　　　　　　）
34.　多寡　（　　　　　　　　　　　　　　　　　　　　　　　　　　　）

35. 乖離　（　　　　　　　　　　　　　　　　　　　　　　　　　　　）

36. 渾身　（　　　　　　　　　　　　　　　　　　　　　　　　　　　）

37. 尋常性挫創　（　　　　　　　　　　　　　　　　　　　　　　　　）

38. 尋常性疣贅　（　　　　　　　　　　　　　　　　　　　　　　　　）

39. 鳥目　（　　　　　　　　　　　　　　　　　　　　　　　　　　　）

40. 鶏眼　（　　　　　　　　　　　　　　　　　　　　　　　　　　　）

41. 動揺病　（　　　　　　　　　　　　　　　　　　　　　　　　　　）

42. 新生物　（　　　　　　　　　　　　　　　　　　　　　　　　　　）

43. 非特異的　（　　　　　　　　　　　　　　　　　　　　　　　　　）

44. 生理的　（　　　　　　　　　　　　　　　　　　　　　　　　　　）

45. 器質的病変　（　　　　　　　　　　　　　　　　　　　　　　　　）

46. 姑息的療法　（　　　　　　　　　　　　　　　　　　　　　　　　）

47. エビデンス　（　　　　　　　　　　　　　　　　　　　　　　　　）

48. イレウス　（　　　　　　　　　　　　　　　　　　　　　　　　　）

49. セカンドオピニオン　（　　　　　　　　　　　　　　　　　　　　）

50. 寛解　（　　　　　　　　　　　　　　　　　　　　　　　　　　　）

51. インフォームドコンセント　（　　　　　　　　　　　　　　　　　）

52. 超急性　（　　　　　　　　　　　　　　　　　　　　　　　　　　）

53. 亜急性　（　　　　　　　　　　　　　　　　　　　　　　　　　　）

54. 抑留　（　　　　　　　　　　　　　　　　　　　　　　　　　　　）

55. 勾留　（　　　　　　　　　　　　　　　　　　　　　　　　　　　）

56. 脚気　（　　　　　　　　　　　　　　　　　　　　　　　　　　　）

57. 欠伸　（　　　　　　　　　　　　　　　　　　　　　　　　　　　）

58. 汗疹　（　　　　　　　　　　　　　　　　　　　　　　　　　　　）

59. 鞍鼻　（　　　　　　　　　　　　　　　　　　　　　　　　　　　）

60. 距骨　（　　　　　　　　　　　　　　　　　　　　　　　　　　　）

61. 閾値　（　　　　　　　　　　　　　　　　　　　　　　　　　　　）

62. 血餅　（　　　　　　　　　　　　　　　　　　　　　　　　　　　）

63. 縊死　（　　　　　　　　　　　　　　　　　　　　　　　　　　　）

64. 咬耗　（　　　　　　　　　　　　　　　　　　　　　　　　　　　）

65. 産湯　（　　　　　　　　　　　　　　　　　　　　　　　　　　　）

66. 骨梁　（　　　　　　　　　　　　　　　　　　　　　　　　　　　）

67. 嬰児　（　　　　　　　　　　　　　　　　　　　　　　　　　　　）

68. 語聾　（　　　　　　　　　　　　　　　　　　　　　　　　　　　）

69. 塊状　（　　　　　　　　　　　　　　　　　　　　　　　　　　　）

70. 鎖肛　（　　　　　　　　　　　　　　　　　　　　　　　　　　　）

71. 粥状　（　　　　　　　　　　　　　　　　　　　　　　　　　　　）

72. 櫛状　（ 　　　　　　　　　　　　　　　　　　　　　　　　　　　 ）
73. 腫脹　（ 　　　　　　　　　　　　　　　　　　　　　　　　　　　 ）
74. 躁病　（ 　　　　　　　　　　　　　　　　　　　　　　　　　　　 ）
75. 肘筋　（ 　　　　　　　　　　　　　　　　　　　　　　　　　　　 ）
76. 徘徊　（ 　　　　　　　　　　　　　　　　　　　　　　　　　　　 ）
77. 脾腫　（ 　　　　　　　　　　　　　　　　　　　　　　　　　　　 ）
78. 猫喘　（ 　　　　　　　　　　　　　　　　　　　　　　　　　　　 ）
79. 罹患　（ 　　　　　　　　　　　　　　　　　　　　　　　　　　　 ）
80. 魯鈍　（ 　　　　　　　　　　　　　　　　　　　　　　　　　　　 ）
81. 歪顔　（ 　　　　　　　　　　　　　　　　　　　　　　　　　　　 ）
82. 鞍関節　（ 　　　　　　　　　　　　　　　　　　　　　　　　　　 ）
83. 稽留熱　（ 　　　　　　　　　　　　　　　　　　　　　　　　　　 ）
84. 膠原病　（ 　　　　　　　　　　　　　　　　　　　　　　　　　　 ）
85. 悉無律　（ 　　　　　　　　　　　　　　　　　　　　　　　　　　 ）
86. 離被架　（ 　　　　　　　　　　　　　　　　　　　　　　　　　　 ）
87. 矢状縫合　（ 　　　　　　　　　　　　　　　　　　　　　　　　　 ）
88. 葡萄球菌　（ 　　　　　　　　　　　　　　　　　　　　　　　　　 ）
89. 蜂窩織炎　（ 　　　　　　　　　　　　　　　　　　　　　　　　　 ）
90. 日和見感染　（ 　　　　　　　　　　　　　　　　　　　　　　　　 ）
91. 蠟屈症　（ 　　　　　　　　　　　　　　　　　　　　　　　　　　 ）
92. 鞁　（ 　　　　　　　　　　　　　　　　　　　　　　　　　　　　 ）
93. 鼾　（ 　　　　　　　　　　　　　　　　　　　　　　　　　　　　 ）
94. 篩　（ 　　　　　　　　　　　　　　　　　　　　　　　　　　　　 ）
95. 頤　（ 　　　　　　　　　　　　　　　　　　　　　　　　　　　　 ）
96. 蚤　（ 　　　　　　　　　　　　　　　　　　　　　　　　　　　　 ）
97. 灰汁　（ 　　　　　　　　　　　　　　　　　　　　　　　　　　　 ）
98. 萎縮　（ 　　　　　　　　　　　　　　　　　　　　　　　　　　　 ）
99. 瘢痕組織　（ 　　　　　　　　　　　　　　　　　　　　　　　　　 ）
100. 攪拌　（ 　　　　　　　　　　　　　　　　　　　　　　　　　　 ）

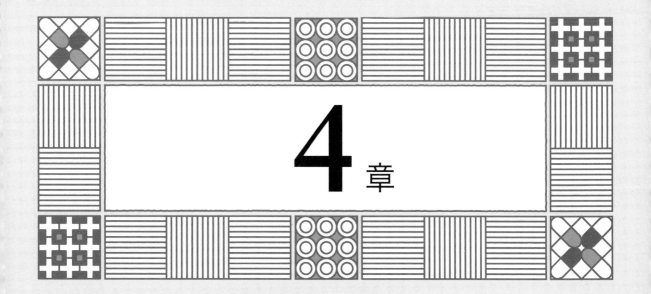

4章

解答・解説

本章の内容

- 実技問題の解答・解説
- 学科問題の解答・解説

実技問題の解答・解説

● **問題 1**　(p.9)

解答　〈この解答は、模範解答です。まったく同じである必要はありません。〉

診 断 書

※診断した患者の現状を示したものです。病気の診断の証明の場合や健康である
（特に問題となる疾病がない）ことを証明する場合にも用いられます。

（住所）東京都中央区日本橋人形町3-3-3

（氏名）　**新井　光彦**　　　　殿

明治・大正・（昭和）・平成・令和　＊＊ 年　4 月　12 日生（　＊＊　才）

病　名：　外踝骨折（左）

（備考）　令和＊年12月7日、上記傷病名にて
当整形外科を受診。
画像診断の結果、左外踝骨折と診断。
今後7日間安静加療を要す。
　　　－以下余白－

上記のとおり診断いたします。

令和　　＊年　12 月　　7 日

〒103-0013　東京都中央区日本橋人形町9-9-9

人形町総合病院　整形外科

医 師　**川村　康弘**　　　㊞

TEL　03 － ○○○○ － ○○○○

解説 ▶

診　断　書

※診断した患者の現状を示したものです。病気の診断の証明の場合や健康である
（特に問題となる疾病がない）ことを証明する場合にも用いられます。

（住所）東京都中央区日本橋人形町3-3-3

　　（氏名）　　**新井　光彦**　　　　　殿

　　　　明治・大正・(昭和)・平成・令和　＊＊ 年　4 月　12 日生（　＊＊　才）

病　名：外踝骨折（左）

> カルテ開示ではないので、細かく記載せずまとめる。

（備考）　　令和＊年12月7日、上記傷病名にて
　　　当整形外科を受診。

> ポイントを明確にする。

　　　画像診断の結果、左外踝骨折と診断。
　　　今後7日間安静加療を要す。
　　　　　　　－以下余白－

> これ以上書き加えられたりすることのないよう、最後の文から間隔を開けずに「以下余白」と記載する。

　　　上記のとおり診断いたします。

　　　令和　　＊年　12 月　7 日

　〒103-0013　　東京都中央区日本橋人形町9-9-9

　　人形町総合病院　　整形外科

　　　　医師　川村　康弘　　　㊞

　　　　　　　　　TEL　03－○○○○－○○○○

解答 〈この解答は、模範解答です。まったく同じである必要はありません。〉

傷害保険用診断書（証明書）

傷病者	住所	東京都中央区日本橋 人形町9-9-9	[1]健保　2 国保　3 労災　4 自費　5 その他 [男]・女　職業
	氏名	新井　光彦	明治・大正・[昭和]・平成・令和　** 年　4 月　12日生（ **歳）

傷病名および受傷部位
外踝骨折（左）

初　診　日　令和　*年　12 月　7 日	発病または受傷日　令和　*年　12 月　7 日

発病または受傷の原因（傷病者申告の内容を詳細に記入してください）
仕事で外出中、飛び出してきた自転車を避けた際に足首を捻った。

初診から現在までの主要症状ならびに治療内容 画像診断の結果、左外踝を骨折、ギプス包帯の処置をし松葉杖を貸与、鎮痛剤を処方し１週間ほど、自宅で安静にとの指示を出す。 経過良好にて令和＊年12月31日治癒とする。	むち打ち症・腰痛の場合の他覚症状（レントゲン・脳波など）の有無、検査結果 X 線 異 常　有・無（　　） その他の異常　有・無（　　） 当該傷病の治療歴：有・無（病院名：　　） （　年　月　日～　　） 既往症の有無：有・無（病院名：　　）

今回の傷病に関して実施した手術（該当する項目に○印をつけてください） 手術の種類：　開頭術　開胸術　開腹術 ファイバースコープまたはカテーテルによる手術　その他	手術名	
筋骨関係手術の場合（観血　非観血）　植皮術の場合（25 cm² 以上　25 cm² 未満）	手術日	年　月　日

	月		計
入院治療　日間（うち外泊日数　日） 年　月　日～　年　月　日 上記入院期間中に付き添いが必要と思われる期間 年　月　日～　年　月　日	12 月	1 2 3 4 5 6 [7] 8 9 10 11 12 13 [14] 15 16 17 [18] 19 20 21 22 23 24 [25] 26 27 28 29 30 [31]	5 日
通院治療　5 日間（うち治療実日数　5 日） 令和＊年　12月　7日～令和＊年　12月　31日	月	1 2 3 4 5 6 7 8 9 10 11 12 13 14 15 16 17 18 19 20 21 22 23 24 25 26 27 28 29 30 31	日
固定具使用の場合 使用期間　12月　7日～　12月　31日 使用固定具　[ギプス]　シーネ　ポリネック　コルセット　その他（　　）	月	1 2 3 4 5 6 7 8 9 10 11 12 13 14 15 16 17 18 19 20 21 22 23 24 25 26 27 28 29 30 31	日
	月	1 2 3 4 5 6 7 8 9 10 11 12 13 14 15 16 17 18 19 20 21 22 23 24 25 26 27 28 29 30 31	日
	月	1 2 3 4 5 6 7 8 9 10 11 12 13 14 15 16 17 18 19 20 21 22 23 24 25 26 27 28 29 30 31	日
就業がまったく不可能な期間 令和＊年　12月　8日～令和＊年　12月　14日	月	1 2 3 4 5 6 7 8 9 10 11 12 13 14 15 16 17 18 19 20 21 22 23 24 25 26 27 28 29 30 31	日
本人の業務及び日常生活に支障がある期間 令和＊年　12月　8日～令和＊年　12月　31日	月	1 2 3 4 5 6 7 8 9 10 11 12 13 14 15 16 17 18 19 20 21 22 23 24 25 26 27 28 29 30 31	日
令和＊年　12月　31日　[治癒]　継続　中止　転院	後遺障害残存見込　無　有　（内容　　）		

上記の通り診断いたします 令和＊年　12月　31日	所在地　東京都中央区日本橋人形町9-9-9　TEL 03-○○○○-○○○○ 病院名　人形町総合病院 医師氏名　川村　康弘　[印]

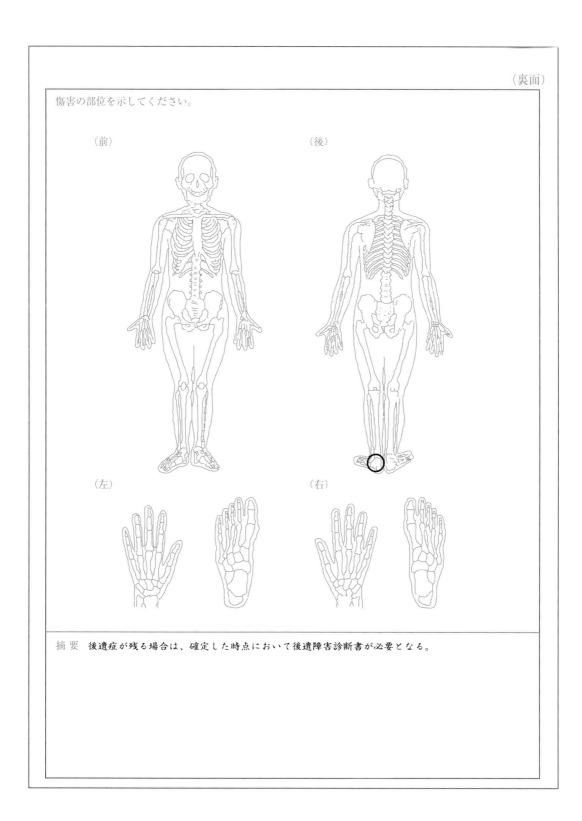

（裏面）

傷害の部位を示してください。

（前）　　　　　　　（後）

（左）　　　　　　　（右）

摘要　後遺症が残る場合は、確定した時点において後遺障害診断書が必要となる。

解説

傷害保険用診断書（証明書）

傷病者	住所	東京都中央区日本橋 人形町3-3-3
	氏名	新井　光彦

傷病名および受傷部位
外踝骨折（左）

発病または負傷の年月日はカルテに記載がなければ不詳とする。
この患者は＊年 12 月 7 日と記載があるので、この日が発病または受傷となる。

初診日　令和　＊年　12月　7日	発病または受傷日　令和　＊年　12月　7日

発病または受傷の原因（傷病者申告の内容を詳細に記入してください）
仕事で外出中、飛び出してきた自転車を避けた際に足首を捻った。

初診から現在までの主要症状ならびに治療内容	むち打ち症・腰痛の場合の他覚症状（レントゲン・脳波など）の有無、検査結果
画像診断の結果、左外踝を骨折、ギプス包帯の処置をし松葉杖を貸与、鎮痛剤を処方し１週間ほど、自宅で安静にとの指示を出す。 経過良好にて令和＊年12月31日治癒とする。	X線異常　有・無（　） その他の異常　有・無（　） 当該傷病の治療歴：有・無（病院名：　） （　年　月　日～　） 既往症の有無：有・無（病院名：　）

今回の傷病に関して実施した手術（該当する項目に○印をつけてください）
手術の種類：開頭術　開胸術　開腹術　ファイバースコープまたはカテーテルによる手術　その他
…の場合（25 cm² 以上　25 cm² 未満）

手術名	
手術日	年　月　日

「労務不能」と認めた期間は、被保険者記入欄の「療養のため休んだ期間」を確認する。

月	日	計
12月	1 2 3 4 5 6 [7] 8 9 10 11 12 13 [14] 15 16 17 [18] 19 20 21 22 23 24 [25] 26 27 28 29 30 [31])	5日
月	1 2 3 4 5 6 7 8 9 10 11 12 13 14 15 16 17 18 19 20 21 22 23 24 25 26 27 28 29 30 31	日
月	1 2 3 4 5 6 7 8 9 10 11 12 13 14 15 16 17 18 19 20 21 22 23 24 25 26 27 28 29 30 31	日
月	1 2 3 4 5 6 7 8 9 10 11 12 13 14 15 16 17 18 19 20 21 22 23 24 25 26 27 28 29 30 31	日
月	1 2 3 4 5 6 7 8 9 10 11 12 13 14 15 16 17 18 19 20 21 22 23 24 25 26 27 28 29 30 31	日
月	1 2 3 4 5 6 7 8 9 10 11 12 13 14 15 16 17 18 19 20 21 22 23 24 25 26 27 28 29 30 31	日
月	1 2 3 4 5 6 7 8 9 10 11 12 13 14 15 16 17 18 19 20 21 22 23 24 25 26 27 28 29 30 31	日

…日）
日
…期間
年　月　日～　年　月　日

通院治療　5日間（うち治療実日数　5日）
令和＊年　12月　7日～令和＊年　12月　31日

固定具使用の場合
使用期間　12月　7日～　12月　31日
使用固定具　[ギプス]　シーネ　ポリネック　コルセット　その他（　）

就業がまったく不可能な期間
令和＊年　12月　8日～令和＊年　12月　14日

本人の業務及び日常生活に支障がある期間
令和＊年　12月　8日～令和＊年　12月　31日

令和＊年　12月　31日　[治癒]　継続　中止　転院
後遺障害残存見込　無　有　（内容　）

上記の通り診断いたします
令和＊年　12月　31日

所在地　東京都中央区日本橋人形町9-9-9　TEL 03-〇〇〇〇-〇〇〇〇
病院名　人形町総合病院
医師氏名　川村　康弘　[印]

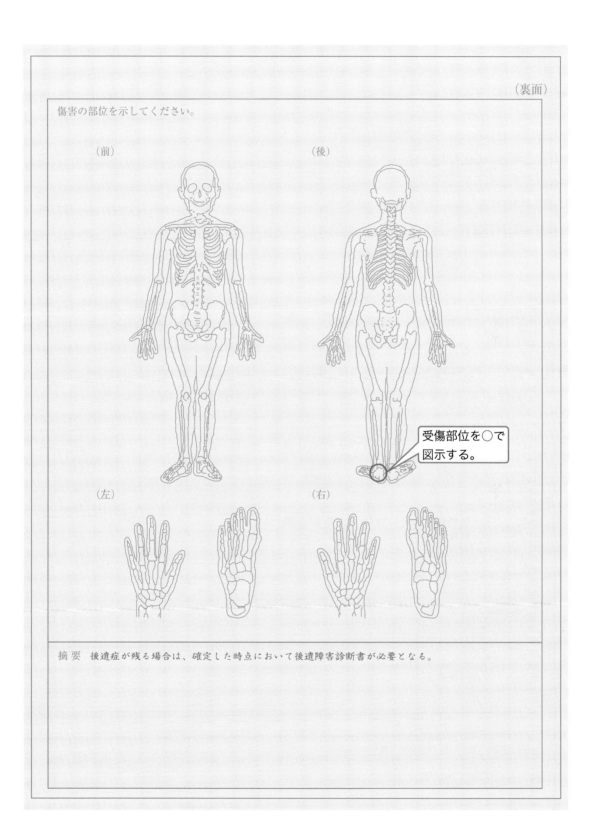

（裏面）

傷害の部位を示してください。

（前）　　　　　　　　　（後）

受傷部位を○で
図示する。

（左）　　　　　　　　　（右）

摘要　後遺症が残る場合は、確定した時点において後遺障害診断書が必要となる。

● **問題 2** （p.17）

解答　〈この解答は、模範解答です。まったく同じである必要はありません。〉

入院診療計画書

※入院治療を行うにあたり、その施設で当該疾患の診療における
診療行為の内容についての計画書です。

___桜井　晴人___　様

入院年月日	令和　＊年　11月　22日		
病棟・病室	○○棟　　△△階　　　　×××号室		
主病名その他 考え得る病名	急性虫垂炎		
症　状 主　訴	11月22日、心窩部痛発生。 右下腹部の痛みが強くなり、AM4:00頃緊急外来にて受診。 白血球数13,400、嘔吐5回、X-P、CTの結果虫垂炎と判断。		
治療計画	☐ 保存療法　　☐ 教育入院　　☐ 経過観察 ☐ 精　査　　☑ 手　術　　☐ 理学療法 ☐ その他（　　　　　　　　　　　　　　　　　　　）		
検査予定	☐ ＣＴ　　☐ ＭＲＩ　　☐ 血管撮影 ☐ 心カテ　　☐ 内視鏡　　☐ 超音波 ☐ その他（　　　　　　　　　　　　　　　　　　　）		
手術予定	腹腔鏡下虫垂切除術（11月22日施行） 腰椎麻酔		
推定入院期間	およそ　　　6 ⓰ ・週間・カ月		
医師以外の 関連職種	職　種　麻酔科医　　氏　名　朝野　智宏		
その他（看護・ リハビリ等の 計画）	リハビリ予定なし。 術後処置。		

＊病名等は，現時点で考えられるものであり，今後検査等を進めていくにしたがって変わり得るものであります。
＊入院期間については，現時点で予想されるものです。

令和　＊年　11月　22日

外　科　　医師　笠井　顕良　　　　　　　　印

解説

入院診療計画書

※入院治療を行うにあたり、その施設で当該疾患の診療における
診療行為の内容についての計画書です。

桜井　晴久　様

入院年月日	
病棟・病室	×××号室
主病名その他考え得る病名	急性虫垂炎

> 重要なポイントは主病名で、考えられる病名は急性虫垂炎である。計画書を作成する時点では確定している。

症状主訴	11月22日、心窩部痛発生。 右下腹部の痛みが強くなり、AM4:00頃緊急外来にて受診。 白血球数13,400、嘔吐5回、X-P、CTの結果虫垂炎と判断。
治療計画	☐ 保存療法　　☐ 教育入院 ☐ 精査　　　　☑ 手術 ☐ その他（　　　　　　　）
検査予定	☐ C T　　☐ MRI　　☐ 血管撮影 ☐ 心カテ　☐ 内視鏡　☐ 超音波 ☐ その他（　　　　　　　）
手術予定	腹腔鏡下虫垂切除術（11月22日施行） 腰椎麻酔
推定入院期間	およそ
医師以外の関連職種	職　　　　智宏
その他(看護・リハビリ等の計画)	リハビリ予定なし。 術後処置。

> 症状、主訴欄はCT、血液検査の結果の内容を記載する。

> 手術予定欄はどのような手術をいつ実施するか、また、どのような麻酔を用いるか記載する。

＊病名等は，現時点で考えられるものであり，今後検査等を進めていくにしたがって変わり得るものであります。
＊入院期間については，現時点で予想されるものです。

　　令和　＊年　11月　22日

　　　　　　　　外科　医師　笠井　顕良　　　　印

解答　〈この解答は、模範解答です。まったく同じである必要はありません。〉

手術説明同意書

　私、　**桜井　晴人**　は、以下の手術が行われることについて説明を受け、同意をいたします。

病名：**急性虫垂炎**
手術名：**腹腔鏡下虫垂切除術**
手術予定日：**令和＊年11月22日**
麻酔方法：**腰椎麻酔**

手術の目的と方法：**虫垂炎切除（腹腔鏡下による）**

術後の経過予想：**創部処置を行い、様子を見る（白血球数、CRP）**

手術の危険性と合併症について：**出血、イレウス**

通常発生しないが、起こりうる重大な合併症：**なし**

　以上、重大な障害を起こさないよう、十分注意して慎重に手術いたします。
　万が一、上記及び他の合併症を生じたときは、早期に適切な対処をする努力をいたします。

令和　＊　年　11　月　22　日　氏名　桜井　晴人　㊞

解説

手術説明同意書

> 検査や手術に際して、医師が説明を行い、十分理解したうえで署名、捺印をしてもらう。

　私、<u>　桜井　晴人　</u>は、以下の手術が行われることについて説明を受け、同意をいたします。

病名：急性虫垂炎
手術名：腹腔鏡下虫垂切除術
手術予定日：令和＊年11月22日
麻酔方法：腰椎麻酔

> 病名、手術名、麻酔の方法をカルテより記載する。

手術の目的と方法：虫垂炎切除（腹腔鏡下による）

術後の経過予想：創部処置を行い、様子を見る（白血球数、CRP）

手術の危険性と合併症について：出血、イレウス

通常発生しないが、起こりうる重大な合併症：なし

　以上、重大な障害を起こさないよう、十分注意して慎重に手術いたします。
　万が一、上記及び他の合併症を生じたときは、早期に適切な対処をする努力をいたします。

　　　　　　　　　　令和　＊　年　11　月　22　日　氏名　桜井　晴人　㊞

解答 ▶ 〈この解答は、模範解答です。まったく同じである必要はありません。〉

退院療養計画書

（患者氏名）　桜井　晴人 殿

令和 ＊年　11月　26日

病棟 （ 病室 ）	○○棟△△階 ××× 号室
主治医外の担当者名	麻酔科　朝野智宏
予想される退院日	令和＊年 11 月 27 日
退院後の治療計画	日常生活について指導 （創部異状なし） 退院後は外来にてフォロー（担当：笠井） 次回は 1 週間後来院予定
退院後の療養上の留意点	急に無理な動作をしないこと 退院時投薬 　ロキソニン 60 mg　3T 　ケフレックスカプセル 250 mg 3C ／ 分 3×7 日分
退院後必要となる 保健医療サービス 又は福祉サービス	リハビリなし
そ　の　他	なし

注）　退院日等は、現時点で予想されるものである。

（主治医氏名）　　笠井　顕良 印

解説▶

退院療養計画書

（患者氏名）　桜井　晴人 殿

令和 ＊年 11月 26日

病棟 （ 病室 ）	○○棟△△階 ×××号室
主治医外の担当者名	
予想される退院日	令和＊年 11月 27日
退院後の治療計画	日常生活について指導 （創部異状なし） 退院後は外来にてフォロー（担当：笠井） 次回は1週間後来院予定
退院後の療養上の留意点	患部無理な動作をしないこと 退院時投薬 　ロキソニン 60 mg　3T 　ケフレックスカプセル 250 mg 3C　　　分3×7日分
退院後必要となる 保健医療サービス 又は福祉サービス	リハビリなし
そ　の　他	なし

注）　退院日等は、現時点で予想されるものである。

（主治医氏名）　　笠井　顕良 印

> 退院予定日は、カルテより記載する。

> 退院後の治療方針は、来院・転院・死亡にわける。
> この患者は外来にて通院と記載する。

> 投薬は、退院時投薬についても薬剤名・力価・何日分かを忘れずに記載する。

解答 ▶ 〈この解答は、模範解答です。〉

退院証明書

※入院診療が終了し退院を証明するものです。

患者氏名： **桜井　晴人**　　　　　　　　　　　　性別： ⓜ男 ・ 女

生年月日： 明・大・昭・㋺平・令 ＊年 1月　21日 生　　　　　　**＊＊** 歳

患者住所： **東京都国立市東9-8-7**

電話番号： **042-○○○-○○○○**

1．当院の入院にかかる主な傷病名

傷病名	転帰	転帰日付 (3) 以外
① **急性虫垂炎**	(1) ②② (3)	**令和＊年11月27日**
②	(1) (2) (3)	
③	(1) (2) (3)	

　　　　注）転帰欄：(1) 治癒　(2) 寛解・軽快　(3) その他

2．当院入院期間 **令和＊年　11月　22日 ～ 令和＊年　11月　27日**

3．当院における算定入院基本料等

入院料等の種別	入　院　期　間
①	**令和＊年　11月　22日 ～ 令和＊年　11月　27日**
②	年　　月　　日 ～ 　　年　　月　　日
③	年　　月　　日 ～ 　　年　　月　　日

4．選定療養除外期間

① 　　年　　月　　日 ～ 　　年　　月　　日　　　　　　日間

　　理由：対象外入院料，治癒（寛解・軽快），除外事項該当他（　　　　　　　　　）

② 　　年　　月　　日 ～ 　　年　　月　　日　　　　　　日間

　　理由：対象外入院料，治癒（寛解・軽快），除外事項該当他（　　　　　　　　　）

5．当院退院日における通算対象入院料を算定した期間　　　　**6** 日間

6．その他

　　　　　　　　　　　　　　　　　　　　　　　令和＊年　11月　27日

上記のとおり証明します。

医療機関名　**高沢総合病院**

所在地　　　**東京都新宿区西新宿1001**

医師氏名　　**笠井　顕良**　　　　印

電話番号　　**03-○○○○-○○○○**

解説

退院証明書

※入院診療が終

患者氏名：	桜井　晴人

> 生年月日、住所、電話番号、入院期間など、数字を記入する欄が多くあるので、間違えないように確認する。

生年月日：　明・大・昭・㋐・令　＊年　1月　21日　生　　　　　　　　　　＊＊ 歳

患者住所：　東京都国立市東9-8-7

電話番号：　042-〇〇〇-〇〇〇〇

1．当院の入院にかかる主な傷病名

傷病名	転帰	転帰日付(3)以外
① 急性虫垂炎	(1)　②　(3)	令和＊年11月27日
②	(1)　(2)　(3)	
③	(1)　(2)　(3)	

注）転帰欄：(1) 治癒　(2) 寛解・軽快　(3) その他

2．当院入院期間　**令和＊年　11月　22日 ～ 令和＊年　11月　27日**

3．当院における算定入院基本料等

入院料等の種別	入院期間
①	**令和＊年　11月　22日 ～ 令和＊年　11月　27日**
②	年　月　日 ～ 年　月　日
③	年　月　日 ～ 年　月　日

4．選定療養除外期間

① 　　年　　月　　日 ～ 　年　　月　　日　　　　　日間

理由：対象外入院料, 治癒（寛解・軽快）, 除外事項該当他（　　　　　　　　　　　）

② 　　年　　月　　日 ～ 　年　　月　　日　　　　　日間

理由：対象外入院料, 治癒（寛解・軽快）, 除外事項該当他（　　　　　　　　　　　）

5．当院退院日における通算対象入院料を算定した期間　　　　6 日間

6．その他

令和＊年　11月　27日

上記のとおり証明します。

医療機関名　高沢総合病院
所在地　　　東京都新宿区西新宿1001
医師氏名　　笠井　顕良　　　　印
電話番号　　03-〇〇〇〇-〇〇〇〇

●**問題3**　(p.23)

解答　〈この解答は、模範解答です（なお、下段は患者が記入するものです）。〉

検査・手術同意書

※検査や手術に際して、医師が説明を行い、十分に理解をしたうえで、
署名・捺印してもらうためのものです。

説明事項

1. 病名・症状　**腸閉塞（令和＊年1月18日）**

2. 検査名・手術名とその内容および実施予定日　**腹腔鏡下腸管癒着剥離術（令和＊年1月22日）**

3. 麻酔の方法　**硬膜外麻酔（腰部）**

4. 検査・手術の必要性と危険性　**保存療法では改善がみられず、外科療法となる。**

5. 検査・手術を行わなかった場合の予後　**腸捻転、腹痛、腸の張り**

6. 考えられる合併症　**癒着（術後）**

7. 他の治療法との比較（利点と危険性）

8. まれな重大障害（死亡の可能性を含む）

9. その他

10. 交付した説明書類

患者：　**赤木　萌子**　様の検査・手術について，上記項目について説明いたしました。

令和＊年　　　1月　　　21日　　　14時　　　00分

医　師　**増田　亮介（外科）**　　　　　　　　印

立会者　**相沢　忠則（麻酔科）**　　　　　　　印

院長 殿

　私は，上記内容に従ってこの度の検査・手術に対する説明を受け，その実施に同意します。
また，検査・手術中に緊急の処置を行う必要が生じた場合は，適宜必要な処置を受けること
を了承します。

年　　　　　　月　　　　　　日

患者氏名＿＿＿＿＿＿＿＿＿＿＿＿＿＿印

住　　所＿＿＿＿＿＿＿＿＿＿＿＿＿＿＿＿

代諾名＿＿＿＿＿＿＿＿＿＿＿＿印　　（続柄：　　　　　　）

住　　所＿＿＿＿＿＿＿＿＿＿＿＿＿＿＿＿

　　＊副本を受領しました。　　受領者＿＿＿＿＿＿＿＿＿＿＿＿印

解説

検査・手術同意書

※検査や手術に際して、医師が説明を行い、十分に理解をしたうえで、
署名・捺印してもらうためのものです。

説明事項

1. 病名・症状　腸閉塞（令和＊年1月18日）

2. 検査名・手術名とその内容および実施予定日　腹

3. 麻酔の方法　硬膜外麻酔（腰部）

4. 検査・手術の必要性と危険性　保存療法では改善がみられず、外科療法となる。

5. 検査・手術を行わなかった場合の予後　

6. 考えられる合併症

7. 他の治療法との比較

8. まれな重大障害（死亡の可能性を含む）

9. その他

10. 交付した説明書類

> 傷病名、傷病発生年月日をカルテより記載する。記載がない場合は、不詳とする。

> 発病から現在までの経過、入院となる経緯、手術の実施などを記載する。

患者：　**赤木　萌子**　様の検査・手術について，上記項目について説明いたしました。

令和＊年　　　1月　　　21日　　　14時　　　00分

医　師　**増田　亮介（外科）**　　　　　　印

立会者　**相沢　忠則（麻酔科）**　　　　　印

院長 殿

私は，上記内容に従ってこの度の検査・手術に対する説明を受け，その実施に同意します。

また，検査・手術中に緊急の処置を行う必要が生じた場合は，適宜必要な処置を受けること

を了承します。

　　　　　　　　　　年　　　　　月　　　　　日

患者氏名　　　　　　　　　　　　　印

住　　所

代諾名　　　　　　　　　　　　　印　　（続柄：　　　　）

住　　所

＊副本を受領しました。　　　受領者　　　　　　　　印

> この部分は患者本人または代筆者が記載する部分なので病院側では記載しない。

解答 〈この解答は、模範解答です。まったく同じである必要はありません。〉

入院・手術・通院等証明書（診断書）（保険会社）

①氏名・性別	カルテ番号（　　　） 赤木　萌子	男　[女]	②生年月日　昭和 ** 年 3 月 23 日

③傷病名		傷病発生年月日	いずれかに○をしてください。
ア.入院等の原因となった傷病名	※「悪性新生物・上皮新生物」「急性心筋梗塞」「脳卒中」の場合は⑧～⑩項も必ずご記入ください。 腸閉塞	令和 * 年 1 月 18 日	医師推定　患者申告
イ.アの原因	不詳	年　月　日	医師推定　患者申告
ウ.合併症		年　月　日	医師推定　患者申告

④治療期間		
治療期間	初診 令和 * 年 1 月 18 日 ～ 年 月 日	終診（治癒）　[現在加療中]　中止 転院（入院）　転院（通院）
入院期間 ※日帰り入院も含みます	※日帰り入院の場合、入院日・退院日は同日をご記入ください。　※通院は、右面カレンダーへ退院日以降の通院についてご記入ください。	
	第1回目入院　令和 * 年 1 月 18 日～ 年 月 日	退院　[現在入院中]
	第2回目入院　年 月 日～ 年 月 日	退院　現在入院中
	第3回目入院　年 月 日～ 年 月 日	退院　現在入院中

⑤前医又は紹介医	有 [無]	※前医・紹介医「有」の場合、詳細をご記入ください。 医療機関名 その所在地	医師名 病名 前医所見日　年　月　日

⑥発病（受傷）から初診までの経過（いつごろからどのような症状があったか）をご記入ください。

令和 * 年 1 月 18 日の午前から腹痛が起こり、痛みが増したので 14 時半外来受診。

初診時の患者の主訴・所見および経過（検査内容および検査成績、治療内容、経過等）

X-P、CT の結果、腸管の詰まりを確認。保存的治療では腹痛が治まらず、外科的治療に移行。
1 月 22 日腹腔鏡下腸管癒着剥離術実施。術後経過観察中。

⑦病理組織診断の有無	有 [無]	※病理組織診断「有」の場合、詳細をご記入ください。 最終病理組織診断名　　診断確定日　年　月　日

⑧悪性新生物又は上皮新生物の場合				
	悪性新生物の症状	皮膚癌　上皮内癌　非上皮内癌　その他	悪性新生物の区分	原発　再発　転移
	pTNM	T（　）N（　）M（　）	大腸の場合は組織学的壁深達度	m　sm 以深
	病名告知について	本人には（　年　月　日頃）に病名を（　　）と告げた 家族には（　年　月　日頃）に病名を（　　）と告げた ※病名を付けた家族氏名（　　）続柄（配偶者・子・　）		

⑨急性心筋梗塞の場合	初診日から 60 日以上、労働制限を必要とする状態が継続しましたか？ （ここでいう労働の制限とは軽い家事等の軽労働や事務等の座業はできるが、それ以上の活動では制限を必要とする場合をいいます。）	はい　いいえ

⑩脳卒中の場合	初診日から 60 日以上、言語障害、運動失調、麻痺等の他感覚的な神経学的後遺症が継続しましたか？	はい いいえ	※「はい」の場合、その後遺症の詳細についてご記入ください。

⑪既往症持病	有 [無]	※既往症・持病等「有」の場合、詳細をご記入ください。 傷病名　（他院　病院）・（当院　科） 年　月　日　頃～　年　月　日頃まで

⑫手術 今回の傷病に対して実施した手術 ※持続ドレナージ等の処置もご記入ください。	手術名	1) 腹腔鏡下腸管癒着剥離術 診療点数区分コード （K・J － ）	手術日	令和＊年 1月22日	筋骨手術の場合	手・足指の場合、MP関節より	筋腱靱帯の場合、その手術操作	口腔手術の場合、顎骨への手術操作	穿頭術の場合	植皮術の場合
	手術名の種類	該当する項目すべてにレ点をつけてください。 □開頭術 □穿頭術 □開胸術（胸腔鏡含む） ☑開腹術（腹腔鏡含む） □経皮的手術・処置 □レーザーによる手術・処置 ☑カテーテルによる手術・処置 （持続ドレーン） □ファイバースコープ（内視鏡）による手術・処置 ※ファイバースコープ（内視鏡）の種類を以下より選択するか、「その他」の場合はご記入ください。 → □膀胱鏡 □子宮鏡 □喉頭直達鏡 □その他（ ）			観血 非観血	中枢 関節上 非観血	あり なし	あり なし	新たな穿頭による 既存の穿頭穴を使用	25 cm²以上 25 cm²未満
	手術名	1) 診療点数区分コード （K・J － ）	手術日	年 月 日	筋骨手術の場合	手・足指の場合、MP関節より	筋腱靱帯の場合、その手術操作	口腔手術の場合、顎骨への手術操作	穿頭術の場合	植皮術の場合
	手術名の種類	該当する項目すべてにレ点をつけてください。 □開頭術 □穿頭術 □開胸術（胸腔鏡含む） □開腹術（腹腔鏡含む） □経皮的手術・処置 □レーザーによる手術・処置 □カテーテルによる手術・処置 □ファイバースコープ（内視鏡）による手術・処置 ※ファイバースコープ（内視鏡）の種類を以下より選択するか、「その他」の場合はご記入ください。 → □膀胱鏡 □子宮鏡 □喉頭直達鏡 □その他（ ）			観血 非観血	中枢 関節上 非観血	あり なし	あり なし	新たな穿頭による 既存の穿頭穴を使用	25 cm²以上 25 cm²未満

⑬放射線照射 ※内照射も含みます。	療法名または照射部位		期間	開始 年 月 日 終了 年 月 日	総線量	ラド グレイ Mci
	診療点数区分コード （M － ）					

⑭先進医療について	治療の種類	※貴院にて評価療養としての施行が認められている先進医療	治療の実施期間と回数	年 月 日～ 年 月 日（実施回数 回）
	貴院における当該先進医療の承認年月日 年 月 日		技術料	患者が受領した先進医療の技術料のみご記入ください。 円

⑮通院日 ※カレンダーに当該月をご記入いただき、通院日に○印をつけてください。
なお、入院日のご記入は不要です。

診療年月	通院治療費（往診含む）																各月合計
年 月	1 17	2 18	3 19	4 20	5 21	6 22	7 23	8 24	9 25	10 26	11 27	12 28	13 29	14 30	15 31	16	日
年 月	1 17	2 18	3 19	4 20	5 21	6 22	7 23	8 24	9 25	10 26	11 27	12 28	13 29	14 30	15 31	16	日
年 月	1 17	2 18	3 19	4 20	5 21	6 22	7 23	8 24	9 25	10 26	11 27	12 28	13 29	14 30	15 31	16	日
年 月	1 17	2 18	3 19	4 20	5 21	6 22	7 23	8 24	9 25	10 26	11 27	12 28	13 29	14 30	15 31	16	日
年 月	1 17	2 18	3 19	4 20	5 21	6 22	7 23	8 24	9 25	10 26	11 27	12 28	13 29	14 30	15 31	16	日
年 月	1 17	2 18	3 19	4 20	5 21	6 22	7 23	8 24	9 25	10 26	11 27	12 28	13 29	14 30	15 31	16	日
年 月	1 17	2 18	3 19	4 20	5 21	6 22	7 23	8 24	9 25	10 26	11 27	12 28	13 29	14 30	15 31	16	日

以下の通り証明します

令和 ＊年 1 月 22 日　合計 日

病院（診療所）所在地　東京都千代田区大手町1000　電話番号 （ 03 ）○○○○ － ○○○○

病院（診療所）名　大手町病院　　所属診療科名 外科

医師名 増田 亮介　　㊞

119

解説

入院・手術・通院等証明書（診断書）（保険会社）

①氏名・性別	カルテ番号（　　　　） 赤木　萌子	男　[女]	②生年月日	昭和 ** 年　3月 23日

③傷病名		傷病発生年月日	いずれかに○をしてください。
ア.入院等の原因となった傷病名	※「悪性新生物・上皮新生物」「急性心筋梗塞」「脳卒中」の場合は⑧～⑩項も必ずご記入ください。 腸閉塞	令和 * 年　1月　18日	医師推定　患者申告
イ.アの原因	不…	年　月　日	医師推定　患者申告
ウ.合併症		年　月　日	医師推定　患者申告

傷病名、発生年月日はカルテより記載する。

④治療期間		
治療期間	初診令和 * 年　1月　18日　～　年　月　日	終診（治癒）　[現在加療中]　中止　転院（入院）　転院（通院）
入院期間 ※日帰り入院も含みます	※日帰り入院の場合、入院日・退院日は同日をご記入ください。　※通院は、右頁カレンダーへ退院日以降の通院についてご記入ください。	
	第1回目入院　令和 * 年　1月　18日～　年　月　日	退院　[現在入院中]
	第2回目入院　年　月　日～　年　月　日	退院　現在入院中
	第3回目入院　年　月　日～　年　月　日	退院　現在入院中

⑤前医又は紹介医	有　[無]	※前医・紹介医「有」の場合、詳細をご記入ください。 医療機関名　その所在地　医師名　病名　前医所見日　年　月　日

⑥発病（受傷）から初診までの経過（いつごろからどのような症状があったか）をご記入ください。

令和 * 年 1 月 18 日の午前から腹痛が起こり、痛みが増したので 14 時半外来受診。

初診時の患者の主訴・所見および経過（検査内容および検査成績、治療内容、経過等）

X-P、CT の結果、腸管の詰まりを確認。保存的治療では腹痛が治まらず、外科的治療に移行。
1 月 22 日腹腔鏡下腸管癒着剥離術実施。術後経過観察中。

治癒、退院ではないので、経過の要点をまとめて記載する。

⑦病…「有」の場合、詳細をご記入ください。　診断確定日　年　月　日

⑧悪性新生物又は上皮新生物の場合				
	非上皮内癌　その他	悪性新生物の区分	原発　再発　転移	
pTNM	T（　）N（　）M（　）	大腸の場合は組織学的壁深達度	m　sm 以深	
病名告知について	本人には（　年　月　日頃）に病名を（　）と告げた 家族には（　年　月　日頃）に病名を（　）と告げた ※病名を付けた家族氏名（　）続柄（配偶者・子・　）			

⑨急性心筋梗塞の場合	初診日から 60 日以上、労働制限を必要とする状態が継続しましたか？ （ここでいう労働の制限とは軽い家事等の軽労働や事務等の座業はできるが、それ以上の活動では制限を必要とする場合をいいます。）	はい　いいえ
⑩脳卒中の場合	初診日から 60 日以上、言語障害、運動失調、麻痺等の他感覚的な神経学的後遺症が継続しましたか？	はい　いいえ　→※「はい」の場合、その後遺症の詳細についてご記入ください。
⑪既往症持病	有　[無]	※既往症・持病等「有」の場合、詳細をご記入ください。 傷病名　（他院　病院）・（当院　科） 年　月　日　頃～　年　月　日頃まで

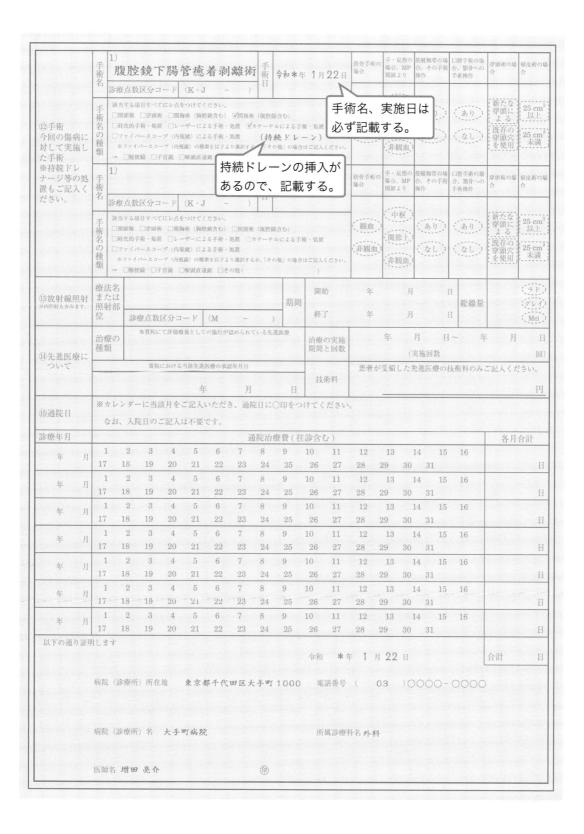

	1) 手術名	腹腔鏡下腸管癒着剥離術		手術日	令和＊年 1月22日	筋骨手術の場合	手・足指の場合、MP関節より	筋腱靱帯の場合、その手術操作	口腔手術の場合、顎骨への手術操作	穿頭術の場合	植皮術の場合
⑫手術 今回の傷病に対して実施した手術 ※持続ドレナージ等の処置もご記入ください。		診療点数区分コード（K・J － ）								あり	25cm²以上
	手術名の種類	□開頭術 □穿頭術 □開胸術（胸腔鏡含む）☑開腹術（腹腔鏡含む） □経皮的手術・処置 □レーザーによる手術・処置 ☑カテーテルによる手術・処置 □ファイバースコープ（内視鏡）による手術・処置 （持続ドレーン） ※ファイバースコープ（内視鏡）の種類を以下より選択するか、「その他」の場合はご記入ください。 → □膀胱鏡 □子宮鏡 □喉頭直達鏡 □その他（								非観血	なし	25cm²未満
	1) 手術名					筋骨手術の場合	手・足指の場合、MP関節より	筋腱靱帯の場合、その手術操作	口腔手術の場合、顎骨への手術操作	穿頭術の場合	植皮術の場合
		診療点数区分コード（K・J － ）					中枢	あり	あり	新たな穿頭による、既存の穿頭穴を使用	25cm²以上
	手術名の種類	□開頭術 □穿頭術 □開胸術（胸腔鏡含む）□開腹術（腹腔鏡含む） □経皮的手術・処置 □レーザーによる手術・処置 □カテーテルによる手術・処置 □ファイバースコープ（内視鏡）による手術・処置 ※ファイバースコープ（内視鏡）の種類を以下より選択するか、「その他」の場合はご記入ください。 → □膀胱鏡 □子宮鏡 □喉頭直達鏡 □その他（				観血 非観血	関節上 非観血	なし	なし	新たな穿頭による、既存の穿頭穴を使用	25cm²未満

吹き出し: 手術名、実施日は必ず記載する。

吹き出し: 持続ドレーンの挿入があるので、記載する。

⑬放射線照射 ※内照射も含みます。	療法名または照射部位			期間	開始 年 月 日 終了 年 月 日	総線量	ラド グレイ Mci
	診療点数区分コード（M － ）						

⑭先進医療について	治療の種類	※貴院にて評価療養としての施行が認められている先進医療	治療の実施期間と回数	年 月 日～ 年 月 日 （実施回数 回）
	貴院における当該先進医療の承認年月日	技術料	患者が受領した先進医療の技術料のみご記入ください。	
	年 月 日		円	

⑮通院日 ※カレンダーに当該月をご記入いただき、通院日に○印をつけてください。
なお、入院日のご記入は不要です。

診療年月	通院治療費（往診含む）																各月合計
年 月	1 2 3 4 5 6 7 8 9 10 11 12 13 14 15 16 17 18 19 20 21 22 23 24 25 26 27 28 29 30 31																日
年 月	1 2 3 4 5 6 7 8 9 10 11 12 13 14 15 16 17 18 19 20 21 22 23 24 25 26 27 28 29 30 31																日
年 月	1 2 3 4 5 6 7 8 9 10 11 12 13 14 15 16 17 18 19 20 21 22 23 24 25 26 27 28 29 30 31																日
年 月	1 2 3 4 5 6 7 8 9 10 11 12 13 14 15 16 17 18 19 20 21 22 23 24 25 26 27 28 29 30 31																日
年 月	1 2 3 4 5 6 7 8 9 10 11 12 13 14 15 16 17 18 19 20 21 22 23 24 25 26 27 28 29 30 31																日
年 月	1 2 3 4 5 6 7 8 9 10 11 12 13 14 15 16 17 18 19 20 21 22 23 24 25 26 27 28 29 30 31																日
年 月	1 2 3 4 5 6 7 8 9 10 11 12 13 14 15 16 17 18 19 20 21 22 23 24 25 26 27 28 29 30 31																日

以下の通り証明します

令和 ＊年 1月22日　　合計　　日

病院（診療所）所在地　東京都千代田区大手町1000　電話番号（ 03 ）○○○○－○○○○

病院（診療所）名　大手町病院　　　　　所属診療科名 外科

医師名 増田 亮介　　㊞

● **問題4**　(p.29)

解答　〈この解答は、模範解答です。まったく同じである必要はありません。〉

入院診療計画書

※入院にあたり、今後の計画を立て患者とのインフォームド・コンセントに使用。

（患者氏名）　**東條 咲子**　殿

令和 ＊ 年 10 月　4 日

病棟（病室）	○○病棟△△号室
主治医以外の担当者名	麻酔医　本間忠
病　　　　　名 （他に考え得る病名）	左外鼠径ヘルニア
症　　　　　状	痛みなし、歩行に違和感あり
治　療　計　画	左外鼠径ヘルニアに伴う外科手術
検査内容及び日程	令和＊年10月4日　画像診断
手術内容及び日程	令和＊年10月5日　AM9:00予定 麻酔　　　全身麻酔（閉鎖式循環麻酔） 所要時間　30～40分 手術 腹腔鏡下ヘルニア手術（LPEC法）
推定される入院期間	3日位
その他 ・看護計画 ・リハビリテーション 等の計画	術後経過により食事、歩行実施予定

注1）病名等は、現時点で考えられるものであり、今後検査等を進めていくにしたがって変わり
　　　得るものである。
注2）入院期間については、現時点で予想されるものである。

（主治医氏名）　**外山 義明**　㊞

（本人・家族）

解説▶

入院診療計画書

※入院にあたり、今後の計画を立て患者とのインフォームド・コンセントに使用。

(患者氏名)　東條 咲子　殿

令和 ＊ 年 10月 4 日

病棟（病室）	○○病棟△△号室
主治医以外の担当者名	麻酔医　本間忠　※下段の注1参照
病　　　　名 （他に考え得る病名）	左外鼠径ヘルニア
症　　　　状	痛みなし、歩行に違和感あり
治　療　計　画	患者の現状を記載。ルニアに伴う外科手術
検査内容及び日程	令和＊年10月4日　画像診断
手術内容及び日程	令和＊年10月5日　AM9:00予定 麻酔　　全身麻酔（閉鎖式循環麻酔） 所要　※下段の注2参照 手術　　　　　　　　術（LPEC法）
推定される入院期間	3日位
その他 ・看護計画 ・リハビリテーション 等の計画	術後経過により食事、歩行実施予定 術後の計画をカルテを元に記載。

注1）病名等は、現時点で考えられるものであり、今後検査等を進めていくにしたがって変わり
　　　得るものである。
注2）入院期間については、現時点で予想されるものである。

（主治医氏名）　外山 義明　㊞

（本人・家族）

解答 〈この解答は、模範解答です。まったく同じである必要はありません。〉

手術同意書

(患者氏名)　　　　　　東條　咲子　　　殿

令和　＊年　10月　4日

病　　　　　名	左外鼠径ヘルニア
症　　　　　状	痛みは無いが、歩行時に違和感がある。
治　療　計　画	手術前日の夕食より、食事不可。術後3時間程度で、水分摂取し、問題なければ術日当日の夕食から食事可。夕食後は、歩行も可。
検査内容及び日程	令和＊年10月4日　画像診断
手術内容及び日程	令和＊年10月5日　AM9：00予定 麻酔　閉鎖循環式全身麻酔 手術　腹腔鏡下ヘルニア手術（LPEC法）
手術後に起こりうる症状とその際の対処	従来の手術法では、不妊症の原因になることもあったが、LPEC法では、その可能性は低い。開腹手術に比べると、合併症の発症確率が高いと報告されているが、当院では問題はない。

(主治医氏名)　　　　　　外山　義明　　　印

　私は、現在の疾病の診療に関して、上記の説明を受け、十分に理解した上で手術を受けることに同意します。

(患者氏名)　　　　　　　　　　　　　印

解説

手術同意書

（患者氏名）　　東條 咲子　　殿

> 患者が小児であるため、患者の
> 保護者が同意する。

*年　10月　4日

病　　　　　名	左外鼠径ヘルニア
症　　　　　状	痛みは無いが、歩行
治　療　計　画	手術前日の夕食より、食事不可。 術後3時間程度で、水分摂取し、問題なければ術日当日の夕食から食事可。夕食後は、歩行も可。
検査内容及び日程	令和＊年10月
手術内容及び日程	令和＊年10月5日 AM9:00 予定 麻酔 閉鎖循環式全身麻酔 手術 腹腔鏡下ヘルニア手術（LPEC法）
手術後に起こりうる症状とその際の対処	従来の手術法では、不妊症の原因になることもあったが、LPEC法では、その可能性は低い。開腹手術に比べると、合併症の発症確率が高いと報告されているが、当院では問題はない。

> 正確に理解できるよう、できるだけ
> 平易な文章で書く。

> 麻酔・手術はさまざまな種類が
> あるので、正確に記載する。

> 今回のケースでは、従来の
> 方法と今回の方法の違いを
> 明確に記載する。

（医師氏名）　　外山 義明　　印

　私は、現在の疾病の診療に関して、上記の説明を受け、十分に理解した上で手術を受けることに同意します。

（患者氏名）　　　　　　　　　印

解答　〈この解答は、模範解答です。まったく同じである必要はありません。〉

退院証明書

※入院診療が終了し退院を証明するものです。

患者氏名：　**東條　咲子**　　　　　　　　　性別：　男 ・ ⒨

生年月日：　　明・大・昭・㋵・令　　****** 年　7 月　26 日 生　　　　　***** 歳

患者住所：　**中央区○○町 1-10**

電話番号：　**○○ - □□□□ - ××××**

1. 当院の入院にかかる主な傷病名

傷病名	転帰	転帰日付(3)以外
① **左外鼠径ヘルニア**	(1) ⒧ (3)	令和 * 年 10 月 7 日
②	(1) (2) (3)	
③	(1) (2) (3)	

　　　　注）転帰欄：（1）治癒　（2）寛解・軽快　（3）その他

2. 当院入院期間　**令和 * 年　10 月　4 日　～　令和 * 年　10 月　7 日**

3. 当院における算定入院基本料等

入院料等の種別	入院期間
① **一般病棟 13 対 1　病院 76 床（外科）**	**令和 * 年　10 月　4 日 ～ 令和 * 年 10 月 7 日**
②	年　　月　　日 ～ 　年　　月　　日
③	年　　月　　日 ～ 　年　　月　　日

4. 選定療養除外期間

①　　　年　　　月　　　日 ～ 　　　年　　　月　　　日　　　　　　日間

　　理由：対象外入院料，治癒（寛解・軽快），除外事項該当他（　　　　　　　　　　）

②　　　年　　　月　　　日 ～ 　　　年　　　月　　　日　　　　　　日間

　　理由：対象外入院料，治癒（寛解・軽快），除外事項該当他（　　　　　　　　　　）

5. 当院退院日における通算対象入院料を算定した期間　　　　　　**4**　日間

6. その他　・**傷口には触らないようにする。**　　　　・**清潔な状態を保つ**
　　　　　　・**2 週間くらいは、飛んだり跳ねたりしない。**　・**次回 5 日後に来院**

　　　　　　　　　　　　　　　　　　　　　　　　令和 * 年　10 月　7 日

上記のとおり証明します。　　　　　　　　医療機関名　**東台病院**

　　　　　　　　　　　　　　　　　　　　所在地　　　**東京都江東区○○○○**

　　　　　　　　　　　　　　　　　　　　医師氏名　　**外山　義明**　　　　印

　　　　　　　　　　　　　　　　　　　　電話番号　　**03 - ○○○○ - ○○○○**

解説

退院証明書

※入院診療が終了し退院を証明するものです。

患者氏名：　**東條　咲子**　　　　　　　　　　　性別：　男　・　⦿女

生年月日：　明・大・昭・㉔・令　　**＊＊** 年 7 月　26 日 生　　　　　**＊** 歳

患者住所：　**中央区○○町 1-10**

電話番号：　**○○-□□□□-××××**

1. 当院 ~~入院の原因となる主な傷病名を記載する。~~

		転　帰	転帰日付 (3) 以外
① **左外鼠径ヘルニア**		(1)　⦅2⦆　(3)	**令和＊年 10 月 7 日**
②		(1)　(2)　(3)	
③		(1)　(2)　(3)	

注) 転帰欄：(1) 治癒　(2) 寛解・軽快　(3) その他

2. 当院入院期間　**令和＊年　10 月　4 日　〜　令和＊年　10 月　7 日**

3. 当院における算定入院基本料等　　　　　　　　　　　　診療録を元に記載する。

入院料等の種別		入　院　期	
① **一般病棟13対1　病院76床（外科）**		**令和＊年　10月　4 日　〜　令和＊年　10 月　7 日**	
②		年　　月　　日 〜　　年　　月　　日	
③		年　　月　　日 〜　　年　　月　　日	

4. 選定療養除外期間

①	年　　　月　　　日 〜 　　年　　　月　　　日	日間

理由：対象外入院料, 治癒（寛解・軽快）, 除外事項該当他 (　　　　　　　　　　　　　)

②	年　　　月　　　日 〜 　　年　　　月　　　日	日間

理由：対象外入院料, 治癒（寛解・軽快）, 除外事項該当他 (　　　　　　　　　　　　　)

5. 当院退院日における通算対象入院料を算定した期間　　　　　　**4** 日間

6. その他　・**傷口には触らないようにする。**
　　　　　・**2 週間くらいは、飛んだり跳ねたりしない。**　　　　文書を作成した日付を記載する。

退院後の注意事項がある場合、記載する。

　　　　　　　　　　　　　　　　　　　　　　　　　　　　令和＊年　10 月　7 日

上記のとおり証明します。

医療機関名　**東台病院**

所在地　　　**東京都江東区○○○○**

医師氏名　　**外山　義明**　　　　　　印

電話番号　　**03-○○○○-○○○○**

● **問題 5** （p.37）

解答 〈この解答は、模範解答です。〉

届出コード

健康保険傷病手当金支給申請書（第　　回）

被保険者が記入する箇所なので医療機関では記入しません。

※印欄は記入しないでください。

記入方法および添付書類等については、別紙「記入例」「添付書類について」を確認してください。

被保険者が記入するところ

届出種別	受付年度	通番	グループ
0 1	※年 令和	※	※

② 被保険者（申請者）の氏名と印

④ 被保険者（申請者）の住所 ［受取人情報］／［被保険者情報］

④ 傷病名 1) 2)

② 初診日　※起算日

発病時の状況を詳しく（負傷の場合は右面⑦を記入してください。）

〇 第三者行為によるものですか　□はい　□いいえ
「はい」の場合は「第三者行為による傷病届」を提出してください。

療養のため休んだ期間（申請期間）　令和　　年　　月　　日 から　令和　　年　　月　　日 まで　日間

上記⑮の療養のため休んだ期間（申請期間）の報酬を受けましたか。または今後受けられますか。　□受けた　□受けない　□今後受ける　□今後も受けない

上記②で「受けた」（今後受ける）と答えた場合、その報酬の額と、その報酬支払いの基礎となった（なる）期間を記入してください。　令和　　年　　月　　日 から　令和　　年　　月　　日 まで　　　円

「障害厚生年金」または「障害手当金」を受給していますか。受給している場合、どちらを受給していますか。　□はい　□いいえ　□請求中　□障害厚生年金　□障害手当金

上記⑯で「はい」または「請求中」と答えた場合、受給の要因となった（なる）傷病名を記入してください。

上記⑯で「はい」または「請求中」と答えた場合、基礎年金番号、年金コード、支給開始年月日、年金額を記入してください。（「請求中」と答えた場合は、基礎年金番号のみを記入してください。）

基礎年金番号	年金コード
支給開始年月日	年金額
年　月　日	円

資格喪失した方で、その後も継続して傷病手当金を申請する場合、老齢または退職を事由とする公的年金を受給していますか。　□はい　□いいえ　□請求中

上記⑰で「はい」または「請求中」と答えた場合、基礎年金番号、年金コード、支給開始年月日、年金額を記入してください。（「請求中」と答えた場合は、基礎年金番号のみを記入してください。）

基礎年金番号	年金コード
支給開始年月日	年金額
年　月　日	円

労災保険から休業補償給付を受けている期間の傷病手当金の申請ですか。　□はい　□いいえ　□労災請求中

上記⑲で「はい」または「労災申請中」と答えた場合、支給元または請求先の労働基準監督署名を記入してください。　支給（請求）労働基準監督署名　　　　労働基準監督署

介護保険法のサービスを受けたとき

	保険者番号	被保険者番号	保険者名称

〈2枚目は医師、もしくは医師事務の仕事ではないため割愛しました。〉

事業主が記入する箇所なので医療機関では記入しません。

労	事 業 主 が 証 明 す る と こ ろ		資金計算期間の勤務状況および賃金支払い状況等を記入してください。																																		出 勤	有 給				

（出勤は○で、公休は公で、欠勤は／それぞれ表示してください。）

	年 月	1 2 3 4 5 6 7 8 9 10 11 12 13 14 15 16 17 18 19 20 21 22 23 24 25 26 27 28 29 30 31	計	日	日
	年 月	1 2 3 4 5 6 7 8 9 10 11 12 13 14 15 16 17 18 19 20 21 22 23 24 25 26 27 28 29 30 31	計	日	日
	年 月	1 2 3 4 5 6 7 8 9 10 11 12 13 14 15 16 17 18 19 20 21 22 23 24 25 26 27 28 29 30 31	計	日	日

ⓗ 労務に服することができなかった期間に対して、賃金を支給しました（します）か？

□ はい ・ □ いいえ

給与の種類 （○で囲んでください）	賃 金 計 算	
月給 日給 日給月給	締 日	日
時間給 歩合給 その他	支払日	当月 翌月

ⓘ 労務に服することができなかった期間を含む賃金計算期間の賃金支給状況を下欄に記入してください。

支給した（する）賃金内訳	期間	単価	月 日 ～ 月 日分 支給額	月 日 ～ 月 日分 支給額	月 日 ～ 月 日分 支給額	●賃金計算方法（欠勤控除計算方法等）について記入してください。
	区分					
	基 本 給					
	通勤手当					
	住居手当					
	扶養手当					
	手当					
	手当					
	現物給与					
	計					

上記のとおり相違ないことを証明します。　　　　令和　年　月　日

		担当者氏名	

事業所所在地

事業所名称

事業主氏名　　　　　　　　　㊞　　　電話　　　（　　　）

「初回申請分」には、労務に服することができなかった期間を含む賃金計算期間とその期間前1カ月分の賃金台帳と出勤簿（タイムカード）の写しを貼付してください。

療 養 担 当 者 が 意 見 を 記 入 す る と こ ろ	患者氏名	久代　健吾				
	傷 病 名	(1) うつ病	ⓐ 療養の給付開始年月日（初診日）	(1) 令和＊年　10月　4日		
		(2)		(2) 　年　月　日		
		(3)		(3) 　年　月　日		
	発病または負傷の年月日	令和＊年　10月　4日　（発病・負傷）	発病または負傷の原因	両親が交通事故で死亡		
	ⓑ 労務不能と認めた期間	令和＊年　10月　25日 から 令和＊年　11月　24日 まで　31日間				
	ⓒ のうち入院期間	年　月　日 から 　年　月　日 まで　日間入院	療養費用の別	健保　自費　公費（　　　）その他		
				転帰 治癒 （継続） 中止 転医		
	診療実日数	1日	診察日を○で囲んでください。	10月 1 2 3 4 5 6 7 8 9 10 11 12 13 14 15 16 17 18 19 20 21 22 23 24 ㉕ 26 27 28 29 30 31		
				11月 1 2 3 4 5 6 7 8 9 10 11 12 13 14 15 16 17 18 19 20 21 22 23 24 25 26 27 28 29 30 31		
				月 1 2 3 4 5 6 7 8 9 10 11 12 13 14 15 16 17 18 19 20 21 22 23 24 25 26 27 28 29 30 31		

ⓓの期間中における「主たる症状および経過」「治療内容、検査結果、療養指導」等（詳しく）

2月前に交通事故で両親をなくし、49日を過ぎた頃より眠れなくなる。心因性のうつ病と診断。

軽めの処方で様子を見たが、不安感を強く感じるようになった。

薬が効かず、不眠は改善されなかったので、処方を変え自宅療養となる。

症状経過からみて従来の職業について労務不能と認められた医学的な所見

体がだるく朝起きられず、出社するのが困難な状況と診断。

手術年月日	令和　年　月　日
退院年月日	令和　年　月　日

人工透析を実施または人工臓器を装着したとき	人工透析を実施または人工臓器を装着した日	昭和・平成・令和　年　月　日
	人工臓器等の種類	ア．人工肛門　イ．人工関節　ウ．人工骨頭　エ．心臓ペースメーカー　オ．人工透析　カ．その他（　）

上記のとおり相違ありません。　　　　　令和　＊年　11月　25日

医療機関の所在地　東京都八王子市子安町9-9-9

医療機関の名称　八王子中央病院

医師の氏名　杉本　佑貴　　　　　　　㊞　　電話 042（624）○○○○

[解説]〈この解答は、模範解答です。〉

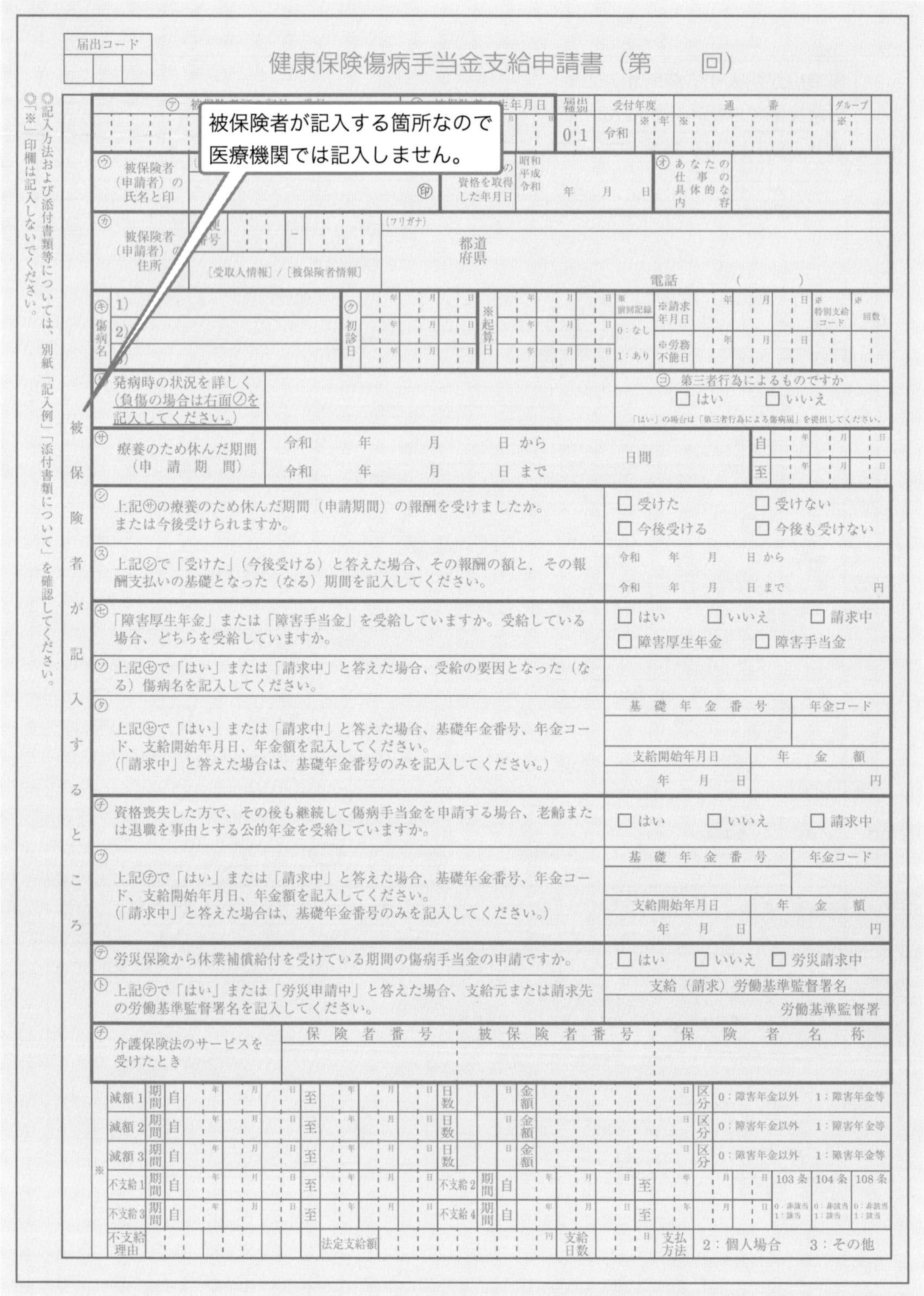

届出コード

健康保険傷病手当金支給申請書（第　　回）

◎記入方法および添付書類等については、別紙「記入例」「添付書類について」を確認してください。
◎「※」印欄は記入しないでください。

被保険者が記入するところ

被保険者が記入する箇所なので
医療機関では記入しません。

㋐ 被保険者証の記号・番号
㋑ 被保険者の生年月日
届出種別 01
受付年度 令和 ※ 年
通番 ※
グループ ※

㋒ 被保険者（申請者）の氏名と印　㊞
㋓ 資格を取得した年月日　昭和 平成 令和　年　月　日
㋔ あなたの仕事の具体的な内容

㋕ 被保険者（申請者）の住所　郵便番号　－　[受取人情報]／[被保険者情報]
(フリガナ)
都道府県
電話（　　）

㋖ 傷病名 1) 2) 3)
㋗ 初診日　年　月　日
※起算日　年　月　日
※前回記録 0：なし 1：あり
※請求年月日　年　月　日
※労務不能日　年　月　日
※特別支給コード
※回数

㋘ 発病時の状況を詳しく（負傷の場合は右面㋞を記入してください。）
㋙ 第三者行為によるものですか
□はい　□いいえ
「はい」の場合は「第三者行為による傷病届」を提出してください。

㋚ 療養のため休んだ期間（申請期間）
令和　年　月　日 から
令和　年　月　日 まで
日間
自　年　月　日
至　年　月　日

㋛ 上記㋚の療養のため休んだ期間（申請期間）の報酬を受けましたか。または今後受けられますか。
□受けた　□受けない
□今後受ける　□今後も受けない

㋜ 上記㋛で「受けた」（今後受ける）と答えた場合、その報酬の額と、その報酬支払いの基礎となった（なる）期間を記入してください。
令和　年　月　日 から
令和　年　月　日 まで　円

㋝「障害厚生年金」または「障害手当金」を受給していますか。受給している場合、どちらを受給していますか。
□はい　□いいえ　□請求中
□障害厚生年金　□障害手当金

㋞ 上記㋝で「はい」または「請求中」と答えた場合、受給の要因となった（なる）傷病名を記入してください。

㋟ 上記㋝で「はい」または「請求中」と答えた場合、基礎年金番号、年金コード、支給開始年月日、年金額を記入してください。
（「請求中」と答えた場合は、基礎年金番号のみを記入してください。）
基礎年金番号　年金コード
支給開始年月日　年　月　日
年金額　円

㋠ 資格喪失した方で、その後も継続して傷病手当金を申請する場合、老齢または退職を事由とする公的年金を受給していますか。
□はい　□いいえ　□請求中

㋡ 上記㋠で「はい」または「請求中」と答えた場合、基礎年金番号、年金コード、支給開始年月日、年金額を記入してください。
（「請求中」と答えた場合は、基礎年金番号のみを記入してください。）
基礎年金番号　年金コード
支給開始年月日　年　月　日
年金額　円

㋢ 労災保険から休業補償給付を受けている期間の傷病手当金の申請ですか。
□はい　□いいえ　□労災請求中

㋣ 上記㋢で「はい」または「労災申請中」と答えた場合、支給元または請求先の労働基準監督署名を記入してください。
支給（請求）労働基準監督署名
労働基準監督署

㋤ 介護保険法のサービスを受けたとき
保険者番号　被保険者番号　保険者名称

※
減額1 期間 自　年　月　日 至　年　月　日 日数　日 金額　円 区分 0：障害年金以外　1：障害年金等
減額2 期間 自　年　月　日 至　年　月　日 日数　日 金額　円 区分 0：障害年金以外　1：障害年金等
減額3 期間 自　年　月　日 至　年　月　日 日数　日 金額　円 区分 0：障害年金以外　1：障害年金等
不支給1 期間 自　年　月　日 至　年　月　日 不支給2 期間 自　年　月　日 至　年　月　日 103条 104条 108条
不支給3 期間 自　年　月　日 至　年　月　日 不支給4 期間 自　年　月　日 至　年　月　日 0：非該当 1：該当
不支給理由　法定支給額　円　支給日数　日　支払方法 2：個人場合　3：その他

〈2枚目は医師、もしくは医師事務の仕事ではないため割愛しました。〉

事業主が記入する箇所なので医療機関では記入しません。

労〜〜賃金計算期間の勤務状況および賃金支払い状況等を記入してください。

																																		出 勤	有 給
事	年 月	1 2 3 4 5 6 7 8 9 10 11 12 13 14 15 16 17 18 19 20 21 22 23 24 25 26 27 28 29 30 31 計																															計	日	日

（出勤は○で、公休は公で、欠勤は／でそれぞれ表示してください。）

| 年 月 | 1 2 3 4 5 6 7 8 9 10 11 12 13 14 15 16 17 18 19 20 21 22 23 24 25 26 27 28 29 30 31 計 | 日 | 日 |
| 年 月 | 1 2 3 4 5 6 7 8 9 10 11 12 13 14 15 16 17 18 19 20 21 22 23 24 25 26 27 28 29 30 31 計 | 日 | 日 |

業 ⓒ 労務に服することができなかった期間に対して、賃金を支給しました（します）か？
□ はい ・ □ いいえ

給与の種類（○で囲んでください）　賃金計算

月給　日給　日給月給　　締 日　　日
時間給　歩合給　その他　　支払日　当月 翌月　日

主 ⓓ 労務に服することができなかった期間を含む賃金計算期間の賃金支給状況を下欄に記入してください。

●賃金計算方法（欠勤控除計算方法等）について記入してください。

が

期間 区分	単価	月 日 〜 月 日分 支給額	月 日 〜 月 日分 支給額	月 日 〜 月 日分 支給額
基 本 給				
通勤手当				
住居手当				
扶養手当				
手当				
手当				
現物給与				
計				

証　支給した（する）賃金内訳

明

す

上記のとおり相違ないことを証明します。　　令和　年　月　日

担当者氏名

る

事業所所在地
事業所名称
事業主氏名　　　　　　　　　　　㊞　　電話　（　　）

と

ころ

「初回申請分」には、労務に服することができなかった期間を含む賃金計算期間とその期間前1カ月分の賃金台帳と出勤簿（タイムカード）の写しを貼付してください。

患者氏名	久代　健吾		

療　傷病名
（1）うつ病
（2）
（3）

療養のため休む期間を記入する。

ⓐ
（1）令和＊年　10月　4日
（2）　年　　月　　日
（3）　年　　月　　日

養　発病または負傷の年月日　令和＊年　10月　4日

発病または負傷の原因　両親が交通事故で死亡

担　ⓑ 労務不能と認めた期間　令和＊年　10月　25日から　令和＊年　11月　24日まで　31日間

療養費用の別　㋩保　自費　公費（　　）その他

当　のうち入院期間　年　月　日から　年　月　日まで　日間入院

転　帰　治癒　継続　中止　転医

者　診療実日数　1日　診察日を○で囲んでください。
10月 1 2 3 4 5 6 7 8 9 10 11 12 13 14 15 16 17 18 19 20 21 22 23 24 ㉕ 26 27 28 29 30 31
11月 1 2 3 4 5 6 7 8 9 10 11 12 13 14 15 16 17 18 19 20 21 22 23 24 25 26 27 28 29 30 31
月 1 2 3 4 5 6 7 8 9 10 11 12 13 14 15 16 17 18 19 20 21 22 23 24 25 26 27 28 29 30 31

が　ⓑの期間中における「主たる症状および経過」「治療内容、検査結果、療養指導」等（詳しく）

2月前に交通事故で両親をなくし、4日を過ぎた頃より眠れなくなる。心因性のうつ病と診断。軽めの処方で様子を見たが、不安感を強く感じるようになった。薬が効かず、不眠は改善されなかったので、処方を変え自宅療養となる。

症状経過からみて従来の職業について労務不能と認められた医学的な所見
体がだるく朝起きられず、出社するのが困難な状況と診断。

手術年月日　令和　年　月　日
退院年月日　令和　年　月　日

見

発病の原因をカルテより記入する。わからない場合は、不明・不詳でもよい。

を

記　人工透析を実施または人工臓器を装着したとき

人工透析を実施または人工臓器を装着した日　　日

人工臓器等の種類　ア．人工肛門　イ．人工関節　ウ．人工骨頭　エ．心臓ペースメーカー
オ．人工透析　カ．その他（　　）

入　上記のとおり相違ありません。」　　令和　＊年　11月　25日

す　医療機関の所在地　東京都八王子市子安町9-9-9
医療機関の名称　八王子中央病院
医師の氏名　杉本　佑貴　　　　　㊞　　電話 042（624）○○○○

るところ

131

解答　〈この解答は、模範解答です。〉

様式第二号（第二十三条関係）（令和 6 年 10 月からの新様式）

処　方　箋

（この処方箋は、どの保険薬局でも有効です）

公費負担者番号								保険者番号	0 6 1 3 5 3 0 9
公費負担医療の受給者番号								被保険者証・被保険者手帳の記号・番号	2008・0604　（枝番）

患者	氏名	久代　健吾			保険医療機関の所在地及び名称	東京都八王子市子安町 9-9-9 八王子中央病院
	生年月日	明大昭平令 ** 年 3 月 18 日	男・女		電話番号	042-624-○○○○
					保険医氏名	杉本　佑貴　　　㊞
	区分	被保険者	被扶養者		都道府県番号 13　点数表番号 1　医療機関コード ××××××	

交付年月日	令和 ＊ 年 10 月 25 日	処方箋の使用期間	令和　年　月　日	特に記載のある場合を除き、交付の日を含めて 4 日以内に保険薬局に提出すること。

	変更不可（医療上必要）	患者希望	個々の処方薬について、医療上の必要があるため、後発医薬品（ジェネリック医薬品）への変更に差し支えがあると判断した場合には、「変更不可」欄に「✓」又は「×」を記載し、「保険医署名欄」に署名・押印すること。また患者の希望を踏まえ先発医薬品を処方した場合には「患者希望」欄に「✓」又は「×」を記載すること。

処方

Rp.1　アモキサンカプセル 10 mg　　3C
　　　　デパス錠 1 mg　　　　　　　3T
　　　　レキソタン錠 1 mg　　　　　3T　　1 日 3 回毎食後　30 日分

Rp.2　デパス錠 0.5 mg　　　　　　1T　　不眠時　　　　　10 回分
　　　　　　　　　　　　　　　　　　　　－　以下余白　－

リフィル可 □（　　　回）

備考	保険医署名	「変更不可」欄に「✓」又は「×」を記載した場合は、署名又は記名・押印すること。

保険薬局が調剤時に残薬を確認した場合の対応（特に指示がある場合「✓」又は「×」を記載すること。）
□保険医療機関へ疑義照会した上で調剤　　　　□保険医療機関へ情報提供

調剤実施回数（調剤回数に応じて、□に「✓」又は「×」を記載するとともに、調剤日及び次回調剤予定日を記載すること）
□1 回目調剤日（　年 月 日）　□2 回目調剤日（　年 月 日）　□3 回目調剤日（　年 月 日）
次回調剤日（　年 月 日）　　次回調剤予定日（　年 月 日）

調剤済年月日	令和　年　月　日	公費負担者番号	
保険薬局の所在地及び名称保険薬剤師氏名	㊞	公費負担者医療の受給者番号	

備考 1.「処方」欄には、薬名、分量、用法及び用量を記載すること。
　　 2. この用紙は、日本工業規格 A 列 5 番を標準とすること。
　　 3. 療養の給付及び公費負担医療に関する費用の請求に関する省令（昭和 51 年厚生省令第 36 号）第 1 条の公費負担医療については、「保険医療機関」とあるのは、「公費負担医療の担当医療機関」と、「保険医氏名」とあるのは「公費負担医療の担当医氏名」と読み替えるものとすること。

※令和 6 年 10 月からの新様式を使用しています。

解説 ▶ 薬剤名は省略せず、明瞭な字体、正確な綴りで記載。内服薬は1日分の投与量、屯_{とん}服薬は1回分の投与量、散剤は分量の後に主薬量・製剤量と付記します。

様式第二号（第二十三条関係）（令和6年10月からの新様式）

処 方 箋

（この処方箋は、どの保険薬局でも有効です）

公費負担者番号						保険者番号	0 6 1 3 5 3 0 9
公費負担医療 の受給者番号						被保険者証・被保険 者手帳の記号・番号	2008・0604 （枝番）

患者	氏 名	久代　健吾		保険医療機関の 所在地及び名称	東京都 八王子
	生年月日	明大昭平令　**年 3月18日　男・女		電 話 番 号 保険医氏名	042-624-○○○○ 杉本　佑貴　　　㊞

「記名・押印」または「署名」。

	区 分	被保険者	被扶養者	都道府県 番号	1 3	点数表 番号	1	医療機関 コード	× × × × × ×

交付年月日	令和　＊　年 10月 25日	処方箋の 使用期間	令和　　年　　月　　日	特に記載のある場合を除き、交付の日を含めて4日以内に保険薬局に提出すること。

処方	変更不可 （医療上必要）	患者希望	個々の処方薬について、医療上の必要があるため、後発医薬品（ジェネリック医薬品）への変更に差し支えがあると判断した場合には、「変更不可」欄に「✓」又は「×」を記載し、「保険医署名」欄に署名又は記名・押印すること。さらに患者の希望を踏まえ先発医薬品を処方した場合には「患者希望」欄に「✓」又は「×」を記載すること。

Rp.1　アモキサシンカプセル10 mg　　3C
　　　　デパス錠1 mg　　　　　　　3T
　　　　レキソタン錠1 mg　　　　　3T　　　1日3回毎食後　30日分

Rp.2　デパス錠0.5 mg　　　　　　　1T　　不眠時　　　　　10回分
　　　　　　　　　　　　　　　　　　　　　　　　　　　− 以下余白 −

服用回数、服用時点を明記。

剤形と規格（含有量）単位を明記。

用法指示を明記。

リフィル可 □（　　　　回）

備考	保険医署名	「変更不可」欄に「✓」又は「×」を記載した場合は、署名又は記名・押印すること。	

保険薬局が調剤時に残薬を確認した場合の対応（特に指示がある場合「✓」又は「×」を記載すること。）
　　□保険医療機関へ疑義照会した上で調剤　　　　　　□保険医療機関へ情報提供

調剤実施回数（調剤回数に応じて、□に「✓」又は「×」を記載するとともに、調剤日及び次回調剤予定日を記載すること）
　□1回目調剤日（　　年　月　日）　□2回目調剤日（　　年　月　日）　□3回目調剤日（　　年　月　日）
　　次回調剤日（　　年　月　日）　　次回調剤予定日（　　年　月　日）

調剤済年月日	令和　　年　　月　　日	公費負担者番号	
保険薬局の所在 地 及 び 、名 称 保険薬剤師氏名	㊞	公費負担者医療 の受給者番号	

備考 1.「処方」欄には、薬名、分量、用法及び用量を記載すること。
　　 2. この用紙は、日本工業規格A列5番を標準とすること。
　　 3. 療養の給付及び公費負担医療に関する費用の請求に関する省令（昭和51年厚生省令第36号）第1条の公費負担医療については、「保険医療機関」
　　　とあるのは、「公費負担医療の担当医療機関」と、「保険医氏名」とあるのは「公費負担医療の担当医氏名」と読み替えるものとすること。

※令和6年10月からの新様式を使用しています。

● **問題6　6-1**　(p.46)

解答　〈この解答は、模範解答です。まったく同じである必要はありません。〉

紹　介　状

<u>池中総合病院　谷口 透　先生　御侍史</u>

拝啓　　いつも御健勝のことと存じ上げます

患者　**安川　源**　殿を御紹介申し上げます

何卒御高診の上　宜しく御治療御指導の程

御願い申し上げます　　　　　　　　敬具

<u>附記</u>

家族性コレステロール血症にて治療継続中

画像診断の結果、肺炎と診断

入院での御加療、お願いいたします

　　　　　　　以下余白

令和　＊　年　2 月 20 日

小川クリニック　上田 直樹　㊞

解説

紹　介　状

池中総合病院　谷口　透　先生　御侍史

> 相手の医師が知り合いの場合は簡単な挨拶文などが必要となる。

　拝啓　　いつも御健勝のことと存じ上げます

　患者　安川　源　殿を御紹介申し上げます

　何卒御高診の上　宜しく御治療御指導の程

　御願い申し上げます　　　　　　　　敬具

附記

　家族性コレステロール血症にて治療継続中

　画像診断の結果、肺炎と診断

　入院での御加療、お願いいたします

　　　　　　　　　　　以下余白

> ポイントを押さえ、目的、内容を明確にし、正確、かつ簡潔に短い文章で記載する。

令和　＊　年　2　月　20　日

> 紹介元の医療機関名および医師名は正確に記載する。

小川クリニック　上田　直樹　㊞

6-2　(p.49)

解答 〈この解答は、模範解答です。まったく同じである必要はありません。〉

診療情報提供書

※医師からの他診療所又は病院の医師への紹介を兼ねた診療情報提供書です。

令和＊年　　2月　27日

小川　　病院・診療所
　　　　医院・⃝クリニック　　　　　　　　　　科　　上田 直樹　先生

医療機関名　　池中総合病院
所 在 地　　東京都中央区八丁堀5-5-5
電話番号　　03-○○○○-○○○○
医師氏名　　谷口　透

下記の患者さまを紹介しますので，よろしくお願いいたします。

フリガナ	ヤスカワ　ゲン			
患者氏名	安川　源		職　業	会社員
住　所	東京都台東区浅草橋9-9-9		電　話	03-○○○○-○○○○
生年月日	明・大・⃝昭・平・令　＊＊ 年　4 月　23 日生（　＊＊　歳）		⃝男・女	
紹介目的	軽快退院のご報告及び今後の継続加療			
主　訴および現病名	肺炎（発熱、悪寒、咽頭痛）			
既往歴および家族歴	家族性コレステロール血症			
治療経過および主要検査成績	令和＊年2月20日に貴院からのご紹介にて当院に入院された患者様です。胸部X-P・CTにおいて右下葉の肺炎、一部無気肺が認められました。入院時は体温38.7℃、CRP12.0、翌日は更に体温が上がりましたが、 治療により徐々に下がり、退院時の体温は36.8℃、CRP0.2となりました。また、画像診断の結果、肺炎も消失しております。			
現在の処方	パセトシンカプセル250 mg　3C　分3×7日分※貴院からの処方薬は、アスピリン腸溶錠100 mg「日医工」のみ服用継続しております。			
患者に関する留意事項				
添付資料	⃝なし・X-P・内視鏡フィルム・検査データ・ECG・その他（　　　　　　　　　　　　　　　　　　　　　　）			
備　考				

解説

※医師からの他診療所又は病院への紹介書です。

令和＊年　2月　27日

小川　　病院・診療所
　　　　医院・クリニック　　　　　　　　科　　上田 直樹　先生

医療機関名	池中総合病院
所 在 地	東京都中央区八丁堀5-5-5
電話番号	03-○○○○-○○○○
医師氏名	谷口　透

> 紹介元の医療機関への情報提供。
> 誤字、脱字、判読困難な文字が
> ないか確かめる。

下記の患者さまを紹介しますので，よろしくお願いいたします。

フリガナ	ヤスカワ　ゲン		職 業	会社員
患者氏名	安川　源			
住 所	東京都台東区浅草橋9-9-9	電話	03-○○○○-○○○○	
生年月日	明・大・昭・平・令　＊＊年　4月　23日生（　＊＊　歳）　男・女			
紹介目的	軽快退院のご報告及び今後の継続加療			
主 訴 および現病名	肺炎（発熱、悪寒、咽頭痛）			
既往歴 および家族歴	家族性コレステロール血症			
治療経過 および 主要検査成績	令和＊年2月20日に貴院からのご紹介にて当院に入院された患者様です。胸部X-P・CTにおいて右下葉の肺炎、一部無気肺が認められました。入院時は体温38.7℃、CRP12.0、翌日は更に体温が上がりましたが、治療により徐々に下がり、退院時の体温は36.8℃、CRP0.2となりました。また、画像診断の結果、肺炎も消失しております。			
現在の処方	バセトシンカプセル250mg　3C　分3×7日分 ※貴院からの処方薬は、アスピリン腸溶錠100mg「日医工」のみ服用継続しております。			
患者に関する 留意事項				
添付資料	なし・X-P・内視鏡フィルム・検査データ・ECG・ その他（　　　　　　　　　　　　　　　　　　）			
備 考				

> 紹介目的は、はっきりと記載する。
> 紹介元の医療機関へ患者が軽快退院し、
> 今後の継続加療を依頼するための情報
> 提供なので、検査結果および現在の状
> 態を記載する。

> 現在の処方は、具体的な薬剤名と
> 服用方法、投与日数を記載する。

● **問題 7**　(p.53)

解答 ▶ 〈この解答は、模範解答です。まったく同じである必要はありません。〉

様式第 13 号

医療要否意見書

※①医科 2 歯科	※①新規 2 継続（単・併）	※受　　理 年　月　日	年　月　日

（氏名）　　　　　　　　　　（　＊＊　歳）

　　田宮　芳男　　　　　　　　　　に係る医療の要否について意見を求めます。

　　　　　　　　　　　　　　　　　　　　　　　令和　年　月　日

　　院（所）長　殿

　　　　　　　　　　　　　　　　　福祉事務所長　　　　　　　　　㊞

傷病名又は部位	(1) 病原性大腸菌感染症 (2) 尿路感染症 (3)	初　診年月日	(1)令和＊年 1 月 12 日 (2)令和＊〃 1 〃 12 〃 (3)　　〃　　〃　　〃	転　帰 ［継続のとき記入］	年　月　日 治 死 中 ゆ 亡 止

主要症状及び今後の診療見込	（今後の診療見込に関連する臨床諸検査結果等を記入して下さい。） 血尿、発熱、全身倦怠感にて外来受診。病原性大腸菌感染症の可能性があり、家庭での二次感染を防ぐため即日入院。点滴治療にて症状改善がみられ、1 月 16 日退院予定。

治療見込期間

入院外		か月 日間	概算医療費	①今回診療日以降 1か月間	(2) 第 2 か月目以降 6 か月目まで	福祉事務所への連絡事項	
入院	期間	か月 6 日間		円 （入院料 円）	円 （入院料 円）		
	（予定）年月日	年　月　日					

　上記のとおり（ 1 入院外 ② 入院）医療を（ ① 要する　2 要しない）と認めます。

　　　　　　　　　　　　　　　　　　　　　　　令和　＊ 年 1 月 15 日

　　福祉事務所長　殿

　　　　　　指定医療機関の所在地及び名称　　大川中央病院
　　　　　　院（所）　　　　　　　長　　矢吹　修　　　　　　㊞
　　　　　　担当医師（診療科名）　　　　矢吹　修（消化器科）

※　嘱託医の意見	

-------------- （切　取　線） --------------

※発行年月日	年　月　日	診察料・検査料請求書
※受理年月日	年　月　日	令和　年　月　日

　　福祉事務所長　殿

　　　　　指定医療機関の所在地及び名称
　　　　　指定医療機関長の又は開設者氏名　　　　　　　㊞

　　下記のとおり請求します。

この券による診療年月日	年　月　日	※受診者氏名	（　歳）

請求額	診　察　料	初・再 点	（検査名）		
	〃	〃			
	〃	〃			
	合　　計	点 円	※社保等負担額	円	差引額　　円 ㊞

※発行取扱者

解説

様式第13号

医療要否意見書

	※①医科 2歯科	※①新規 2継続（単・併）	※受　理　年　月　日	年　月　日

（氏名）　田宮　芳男　（　**　歳）　に係る医療の要否について意見を求めます。

令和　年　月　日

院（所）長　殿

福祉事務所長　㊞

> 医療要否意見書は、患者の今後の治療方針や治療計画を記載するもので、過去の診療内容を証明するものではない。

> ここは福祉事務所が記入します。

傷病名又は部位	年月日	(1)令和*年 1 月12日 (2)令和* 〃 1 〃 12 〃 (3) 〃 〃 〃	転帰	年　月　日
(2) 尿路感染症 (3)		継続のとき記入	治ゆ	死亡	中止

主要症状及び今後の診療見込

（今後の診療見込に関連する臨床諸検査結果等を記入して下さい。）

血尿、発熱、全身倦怠感にて外来受診。病原性大腸菌感染症の可能性があり、家庭での二次感染を防ぐため即日入院。点滴治療にて症状改善がみられ、1月16日退院予定。

> 治療後なので、主要症状の経過、行われた検査、結果と治療内容を記載する。

治療見込期間	入院外	か月　日間	概算医療費	① 今回診療日以降1か月間	円（入院料　円）	(2) 第2回目　円（入院料　円）	〜項
	入院	期間	か月 6 日間				
		（予定）年月日	年　月　日				

上記のとおり（1 入院外 ② 入院）医療を（① 要する　2 要しない）と認めます。

令和 * 年 1 月15日

福祉事務所長　殿

指定医療機関の所在地及び名称　大川中央病院
院（所）　　　　　　　　　　長　矢吹　修　　　㊞
担当医師（診療科名）　　　　　矢吹　修（消化器科）

※ 嘱託医の意見	

------ （切 取 線） ------

※発行年月日	年　月　日	診察料・検査料請求書
※受理年月日	年　月　日	令和　年　月　日

福祉事務所長　殿

指定医療機関の所在地及び名称
指定医療機関長の又は開設者氏名　　　㊞

下記のとおり請求します。

この券による診療年月日	年　月　日	※受診者氏名	（　歳）

請求額	診察料 〃 〃	初・再 〃 〃	点	（検査名）			
	合　計		点 円	※社保等負担額	円	差引額	円 ㊞

※発行取扱者

139

● **問題8** （p.57）

解答 〈この解答は、模範解答です。まったく同じである必要はありません。〉

主治医診療報告書　　　　　　　　　　記入日　令和 ＊ 年　3月28日

申請者	（ふりがな）ひらやまあいこ		男・㊛	〒 181 － 0002
	平山 愛子			東京都三鷹市牟礼8－8－8
	明・大㊅平・令 ＊＊ 年 4月23日生（＊＊ 歳）			連絡先 0422（　○○　）○○○○

上記の申請者に関する意見は以下の通りです。
主治医として、本意見書が介護サービス計画作成に利用されることに　☑同意する。　□同意しない。

医師氏名　　　北上川　幸子
医療機関名　　北上川総合病院　　　　　　　　　　　電話　　03（○○○○）○○○○
医療機関所在地　東京都杉並区阿佐ヶ谷南9－9－9　　FAX　　（　　　）

（1）最終診察日	令和　　＊ 年　　3 月　　17 日
（2）意見書作成回数	☑初回　□2回目以上
（3）他科受診の有無	□有　☑無 （有の場合）→□有料 □精神科 □外科 □整形外科 □脳神経外科 □皮膚科 □泌尿器科 □婦人科 □眼科 □耳鼻咽喉科 □リハビリテーション科 □歯科 □その他（　　　　　）

1．傷病に関する意見

（1）診断名（特定疾病または生活機能低下の直接の原因となっている傷病名については1．に記入）及び発症年月日

　1．関節リウマチ　　　　　　　　　　　　発症年月日　（平成 ＊ 年　10 月　 5 日頃）

　2．左膝関節完全脱臼　　　　　　　　　　発症年月日　（令和 ＊ 年　 7 月　29 日頃）

　3．左股関節破壊　　　　　　　　　　　　発症年月日　（令和 ＊ 年　10 月　25 日頃）

（2）症状としての安定性　　　　　□安定　　　　□不安定　　　　□不明
（「不安定」とした場合、具体的な状況を記入）

（3）生活機能低下の直接の原因となっている傷病または特定疾病の経過及び投薬内容を含む治療内容
　〔最近（概ね6ヶ月以内）介護に影響のあったもの及び特定疾病についてはその診断の根拠等について記入〕

　腸腰筋腫瘍のため、令和＊年10月15日左腸骨窩膿瘍掻爬術施行。

　左膝関節は疼痛のためリハビリが必要。

　関節リウマチ、左膝関節炎の増悪のため、自立歩行困難、車椅子使用。

　介護保険制度のサービス利用により現状維持の改善を期待する。

2．特別な医療（過去14日間以内に受けた医療のすべてにチェック）

処置内容　□点滴の管理　　　□中心静脈栄養　　　□透析　　　□ストーマの処置　　□酸素療法
　　　　　□レスピレーター　□気管切開の処置　　□疼痛の看護　□経管栄養
特別な対応　□モニター測定（血圧、心拍、酸素飽和度等）　□褥瘡の処置
失禁への対応　□カテーテル（コンドームカテーテル、留置カテーテル　等）

3．心身の状態に関する意見

（1）日常生活の自立度等について
・障害高齢者の日常生活自立度（寝たきり度）　□自立 □J1 □J2 □A1 □A2 □B1 ☑B2 □C1 □C2
・認知症高齢者の日常生活自立度　　　　　　　☑自立 □Ⅰ □Ⅱa □Ⅱb □Ⅲa □Ⅲb □Ⅳ □M

（2）認知症の中核症状（認知症以外の疾患で同様の症状を認める場合を含む）
・短期記憶　　　　　　　　　　　　　　　　☑問題なし　□問題あり
・日常の意思決定を行うための認知能力　　　☑自立　□いくらか困難 □見守りが必要　□判断できない
・自分の意思の伝達能力　　　　　　　　　　☑伝えられる □いくらか困難 □具体的要求に限られる □伝えられない

（3）認知症の周辺症状（該当する項目全てチェック：認知症以外の疾患で同様の症状を認める場合を含む）
☑無 ┊ □有　┌□幻視・幻聴　□妄想　　□昼夜逆転　□暴言　□暴行　□介護への抵抗　□徘徊
　　　　　　　 └□火の不始末　□不潔行為　□異食行動　□性的問題行動　□その他（　　　　　）

（4）その他の精神・神経症状
□無 ┊ □有　〔症状名：　　　　　　　　　専門医受診の有無 □有（　　　）□無

（5）身体の状態

利き腕（□右 □左）身長 = 155 cm 体重 = 50 kg（過去6ヶ月の体重の変化　□増加　□維持　□減少）

□四肢欠損　　　（部位：　　　　　　　　　　　　　　　　）

□麻痺　　　　　□右上肢（程度：□軽 □中 □重）　　　□左上肢（程度：□軽 □中 □重）

□右下肢（程度：□軽 □中 □重）　　　□左下肢（程度：□軽 □中 □重）

□その他（部位：　　　　　　　　程度：□軽 □中 □重）

☑筋力の低下　　（部位：四肢手指　　　　　　　　　　　）程度：□軽 □中 □重

☑関節の拘縮　　（部位：四肢手指　　　　　　　　　　　）程度：□軽 □中 □重

☑関節の痛み　　（部位：四肢手指　　　　　　　　　　　）程度：□軽 □中 □重

□失調・不随意運動　・上肢 □右 □左　　　・下肢 □右 □左　　　・体幹 □右 □左

□褥瘡　　　　　（部位：　　　　　　　　　　　　　　　　）程度：□軽 □中 □重

□その他の皮膚疾患（部位：　　　　　　　　　　　　　　　）程度：□軽 □中 □重

4．生活機能とサービスに関する意見

（1）移動

屋外歩行　　　　　　　　　　　□自立　　　　□介助があればしている　　　□していない

車いすの使用　　　　　　□用いていない　□主に自分で操作している　☑主に他人が操作している

歩行補助具・装具の使用（複数選択可）□用いていない　□屋外で使用　　　　　　□屋内で使用

（2）栄養・食生活

食事行為　　　　　☑自立ないしなんとか自分で食べられる　　□全面介助

現在の栄養状態　　☑良好　　　　　　　　　　　　　　　　　□不良

→　栄養・食生活上の留意点（

（3）現在あるかまたは今後発生の可能性の高い状態とその対処方針

□尿失禁　□転倒・骨折　□移動能力の低下　□褥瘡　□心肺機能の低下　□閉じこもり　□意欲低下　　□徘徊

□低栄養　□摂食・嚥下機能低下　□脱水　□易感染性　□がん等による疼痛　□その他（　　　　　　　）

→　対処方針（

（4）サービス利用による生活機能の維持・改善の見通し

☑期待できる　　　　　　　　□期待できない　　　　　　　　□不明

（5）医学的管理の必要性（特に必要性の高いものに下線を引いて下さい。予防給付により提供されるサービスを含みます。）

☑訪問診療　　　　　　☑訪問看護　　　　　□訪問歯科診療　　　　　☑訪問薬剤管理指導

☑訪問リハビリテーション　□短期入所療養介護　　□訪問歯科衛生指導　　　□訪問栄養食事指導

☑通所リハビリテーション　□その他の医療系サービス（　　　　　　　　　　　　　）

（6）サービス提供時における医学的観点からの留意事項

・血圧 ☑特になし □あり（　　　　　　　　）・移動 □特になし ☑あり（下肢荷重不可　　　　　）

・摂食 □特になし ☑あり（手指屈曲変形強度の為困難）・運動 □特になし ☑あり（自立歩行困難　　　　）

・嚥下 ☑特になし □あり（　　　　　　　　）・その他 □特になし □あり（　　　　　　　　　　）

（7）感染症の有無（有の場合は具体的に記入して下さい）

☑無 □有（　　　　　　　　　　　　　　　　　　　　　　　　　　　　　　）□不明

5．特記すべき事項

要介護認定及び介護サービス計画作成時に必要な医学的なご意見を記載して下さい。なお、専門医等に別途意見を求めた場合はその内容、結果も記載して下さい。（情報提供書や身体障害者診断書の写し等を貼付していただいても結構です。）

両下肢の筋力低下により下肢荷重不可、関節の痛み、拘縮、両手指の屈曲変形が強度のため、食事、更衣（着替え）、歩行困難な状態である。

移動は車椅子中心、自宅復帰を目標としており、リハビリテーションに取り組んでいるが、一人暮らしの為、介護サービスが必要である。

解説 〈この解答は、模範解答です。まったく同じである必要はありません。〉

主治医診療報告書　　　　　　　　　　　　　　　記入日　令和＊年　3月28日

-主治医意見書の位置づけ-
患者が介護保険サービスを利用するために、介護の必要性の有無やその程度などについて市町村から認定を受けるための文書である。

男
女　＊歳

〒　181 - 0002
東京都三鷹市牟礼 8 - 8 - 8
連絡先　0422（ ○○ ）○○○○

れることに　☑同意する。　□同意しない。

| 医療機関名 | 北上川総合病院 | 電話 | 03（○○○○）○○○○ |
| 医療機関所在地 | 東京都杉並区阿佐ヶ谷南 9-9-9 | FAX | （ ） |

（1）最終診察日	令和　＊年　3月　17日
（2）意見書作成回数	☑初回　□2回目以上
（3）他科受診の有無	□有　☑無 （有の場合）→□有料　□精神科　□外科　□整形外科　□脳神経外科　□皮膚科　□泌尿器科 □婦人科　□眼科　□耳鼻咽喉科　□リハビリテーション科　□歯科　□その他（ ）

1．傷病に関する意見

（1）診断名（特定疾病または生活機能低下の直接の原因となっている傷病名については1．に記入）及び発症年月日

1．関節リウマチ	発症年月日	（平成＊年　10月　5日頃）
2．左膝関節完全脱臼	発症年月日	（令和＊年　7月　29日頃）
3．左股関節破□	発症年月日	（令和＊年　10月　25日頃）

主病名は、審査判定を行う重要な部分である。カルテより正確に記載する。

（2）症状としての安□　　　　　　　　　　　　定　　□不安定　　□不明

「不安定とした場合、□

（3）生活機能低下の直□　　　　　病の経過及び投薬内容を含む治療内容

〔最近（概ね6ヶ月以内）介護に影響のあったもの及び特定疾病についてはその診断の根拠等について記入〕

腸腰筋腫瘍のため、令和＊年10月15日左腸骨窩膿瘍搔爬術施行。

左膝関節は疼痛のためリハビリが必要。

関節リウマチ、左膝関節炎の増悪のため、自立歩行困難、車椅子使用。

介護保険制度のサービス利用により現状維持の改善を期待する。

サービスを受けるための直接の原因を記載。なるべく難読な専門用語を用いることは避け、平易にわかりやすく記載する。

2．特別な医療（過

処置内容	□点	□ストーマの処置　□酸素療法
	□□	□経管栄養
特別な対応	□モニター測定（血圧、心拍、酸素飽和度等）　□褥瘡の処置
失禁への対応	□カテーテル（コンドームカテーテル、留置カテーテル　等）

3．心身の状態に関する意見

（1）日常生活の自立度等について

・障害高齢者の日常生活自立度（寝たきり度）　□自立　□J1　□J2　□A1　□A2　□B1　☑B2　□C1　□C2

・認知症高齢者の日常生活自立度　☑自立　□I　□IIa　□IIb　□IIIa　□IIIb　□IV　□M

（2）認知症の中核症状（認知症以外の疾患で同様の症状を認める場合を含む）

・短期記憶　☑問題なし　□問題あり

・日常の意思決定を行うための認知能力　☑自立　□いくらか困難　□見守りが必要　□判断できない

・自分の意思の伝達能力　☑伝えられる　□いくらか困難　□具体的要求に限られる　□伝えられない

（3）認知症の周辺症状（該当する項目全てチェック：認知症以外の疾患で同様の症状を認める場合を含む）

☑無　□有　→　□幻視・幻聴　□妄想　□昼夜逆転　□暴言　□暴行　□介護への抵抗　□徘徊
　　　　　　　□火の不始末　□不潔行為　□異食行動　□性的問題行動　□その他（ ）

（4）その他の精神・神経症状

□無　□有　〔症状名：　　　　　　　　　専門医受診の有無　□有（ ）　□無〕

（5）身体の状態

利き腕（□右 □左）身長＝ 155 cm 体重＝ 50 kg（過去6ヶ月の体重の変化 □増加 □維持 □減少）

□四肢欠損 （部位：_____）

□麻痺 □右上肢（程度：□軽 □中 □重） □左上肢（程度：□軽 □中 □重）
□右下肢（程度：□軽 □中 □重） □左下肢（程度：□軽 □中 □重）
□その他（部位：_____ 程度：□軽 □中 □重）

☑筋力の低下 （部位： 四肢手指 _____ 程度：□軽 □中 □重）
☑関節の拘縮 （部位： 四肢手指 _____ 程度：□軽 □中 □重）
☑関節の痛み （部位： 四肢手指 _____ 程度：□軽 □中 □重）
□失調・不随意運動 ・上肢 □右 □左 ・下肢 □右 □左 ・体幹 □右 □左
□褥瘡 （部位：_____ 程度：□軽 □中 □重）
□その他の皮膚疾患（部位：_____ 程度：□軽 □中 □重）

4．生活機能とサービスに関する意見

（1）移動
屋外歩行 □自立 □介助があればしている □していない
車いすの使用 □用いていない □主に自分で操作している ☑主に他人が操作している
歩行補助具・装具の使用（複数選択可） □用いていない □屋外で使用 □屋内で使用

（2）栄養・食生活
食事行為 ☑自立ないしなんとか自分で食べられる □全面介助
現在の栄養状態 ☑良好 □不良
→ 栄養・食生活上の留意点（_____）

（3）現在あるかまたは今後発生の可能性の高い状態とその対処方針
□尿失禁 □転倒・骨折 □移動能力の低下 □褥瘡 □心肺機能の低下 □閉じこもり □意欲低下 □徘徊
□低栄養 □摂食・嚥下機能低下 □脱水 □易感染性 □がん等による疼痛 □その他（_____）
→ 対処方針（_____）

（4）サービス利用による生活機能の維持・改善の見通し
☑期待できる □期待できない □不明

（5）医学的管理の必要性（特に必要性の高いものに下線を引いて下さい。予防給付により提供されるサービスを含みます。）
☑訪問診療 ☑訪問看護 □訪問歯科診療 ☑訪問薬剤管理指導
☑訪問リハビリテーション □短期入所療養介護 □訪問歯科衛生指導 □訪問栄養食事指導
☑通所リハビリテーション □その他の医療系サービス（_____）

（6）サービス提供時における医学的観点からの留意事項
・血圧 ☑特になし □あり（_____） ・移動 □特になし ☑あり（ 下肢荷重不可 ）
・摂食 □特になし ☑あり（ 手指屈曲変形強度の為困難 ） ・運動 □特になし ☑あり（ 自立歩行困難 ）
・嚥下 □特になし ☑あり（_____） ・その他（_____）

（7）感染症の有無（有の場合は具体的に記入して下さい）
☑無 □有（_____） □不明

5．特記すべき事項

要介護認定及び介護サービス計画作成時に必要な医学的なご意見を記載して下さい。なお、専門医等に別途意見を求めた場合はその内容、結果も記載して下さい。（情報提供書や身体障害者診断書の写し等を貼付していただいても結構です。）

両下肢の筋力低下により下肢荷重不可、関節の痛み、拘縮、両手指の屈曲変形が強度のため、食事、更衣（着替え）、歩行困難な状態である。
移動は車椅子中心、自宅復帰を目標としており、リハビリテーションに取り組んでいるが、一人暮らしの為、介護サービスが必要である。

● **問題9** (p.62)

解答 ▶ 〈この解答は、模範解答です。まったく同じである必要はありません。〉

自動車損害賠償責任保険後遺障害診断書

氏　名	平　八重	男・㊛

◆記入にあたってのお願い
1. この用紙は、自動車損害賠償責任保険における後遺障害認定のためのものです。交通事故に起因した精神・身体障害とその程度について、できるだけくわしく記入してください。
2. 歯牙傷害については、歯科後遺障害診断書を使用してください。
3. 後遺障害の等級は使用しないでください。

生年月日	㊙・大・平・令　**年　4月　23日（　**歳）

住　所	東京都三鷹市牟礼3-2-3　　0422－○○－○○○○	職　業	無職

受傷日時	令和*年　2月　20日	症状固定日	令和*年　4月　12日

当院入院期間	自　　年　　月　　日（　　）日間 至　　年　　月　　日	当院通院期間	自　令和*年　2月　20日　実治療日数 至　令和*年　4月　12日　（　52　）日

傷病名	左手舟状骨骨折 左胸部打撲 左手擦過傷	既存傷害	今回事故以前の精神・身体障害：有・無 （部位・症状・程度）

自覚症状	左手の平擦過傷、左手に痛み、腫れ 左手関節疼痛、動作時痛

各部位の後遺障害の内容（各部位の障害について、該当項目や有無に○印をつけ①の欄を用いて検査値等を記入して下さい。）

① 精神・神経の障害	他覚症状および検査結果	知覚・反射・筋力・筋萎縮など神経学的所見や知能テスト・心理テストなど精神機能検査の結果も記入してください。 X-P・CT・EEGなどについても具体的に記入してください。 眼・耳・四肢に機能障害がある場合もこの欄を利用して、原因となる他覚的所見を記入してください。 自転車で走行中、車と接触、左側に倒れ、道路に手をついた。 痛み、腫れが出たため当院を受診。 副木固定し、安静を必要とする。 2月22日、MRIにて左舟状骨骨折を確認。 ギブス包帯で固定し、引き続き安静にするよう指示。 4月12日、左手舟状骨骨折治癒後も疼痛継続。

② 胸腹部臓器・泌尿器・生殖器の障害	各臓器の機能低下の程度と具体的症状を記入してください。 生化学検査・血液学検査などの成績はこの欄に簡記するか検査表を添付してください。 なし

③ 眼球・眼瞼の障害		視　　力		調　節　機　能		視　野	眼瞼の障害
		裸眼	矯正	近点距離・遠点距離	調節力	イ．半盲(1/4半盲を含む) ロ．視野狭窄 ハ．暗　点 ニ．視野欠損	イ．まぶたの欠損 ロ．まつげはげ ハ．開瞼・閉瞼障害
	右			cm　　　cm	（　　）D		
	左			cm　　　cm	（　　）D		
	眼球運動	注視野障害 （全方向1/2以上の障害）	右 左	複視	イ．正面視 ロ．左右上下視	（視野表を添付してください）	（図示してください）
	眼症状の原因となる前眼部・中間透光体・眼底などの他覚的所見を①の欄に記入してください。						

④聴力と耳介の障害				
オージオグラムを添付してください				
イ．感音性難聴（右・左） ロ．伝音性難聴（右・左） ハ．混合性難聴（右・左）	聴力表示 イ．聴力レベル ロ．聴力損失			
検査日		6分平均	最高明瞭度	
第1回 年 月 日	右	dB	dB	%
	左	dB	dB	%
第2回 年 月 日	右	dB	dB	%
	左	dB	dB	%
第3回 年 月 日	右	dB	dB	%
	左	dB	dB	%

耳介の欠損

イ．耳介の1/2以上
ロ．耳介の1/2未満
（右⑦欄に図示してください）

耳　鳴

（聴力レベル30 dB以上の難聴を伴う耳鳴を対象とします）
右・左

⑤鼻の障害

イ．鼻軟骨部の欠損（右⑦欄に図示してください）
ロ．鼻呼吸困難
ハ．嗅覚脱失
ニ．嗅覚減退

⑥そしゃく・言語の障害

原因と程度（摂食可能な食物、発音不能な語音など）を左面①欄に記入してください。

⑦醜状障害（採皮痕を含む）

1．外ぼう　イ．頭　部　ロ．顔面部　ハ．頚　部
2．上　肢　3．下　肢　4．その他

（図示してください）

⑧脊柱の障害

圧迫骨折・脱臼（椎弓切除・固定術を含む）の部位

X-Pを添付してください

運動障害	イ．頚椎部　ロ．胸腰椎部			
	前　屈	度	後　屈	度
	右　屈	度	左　屈	度
	右回旋	度	左回旋	度

荷重機能障害

常時コルセット装用の必要性
有・無

⑨体幹骨の変形

イ．鎖骨　ロ．胸骨　ハ．肋骨　ニ．肩甲骨　ホ．骨盤骨
（裸体になってわかる程度）X-Pを添付してください。

⑩上肢・下肢および手指・足指の障害

短縮		
	右下肢長	cm
	左下肢長	cm

（部位と原因）

長管骨の変形

イ．仮関節　ロ．変形癒合
（部位）

X-Pを添付してください。

欠損障害（離断部位を図示してください）

上肢（右）（左）　下肢（右）（左）　手指（右）（左）　足指（右）（左）

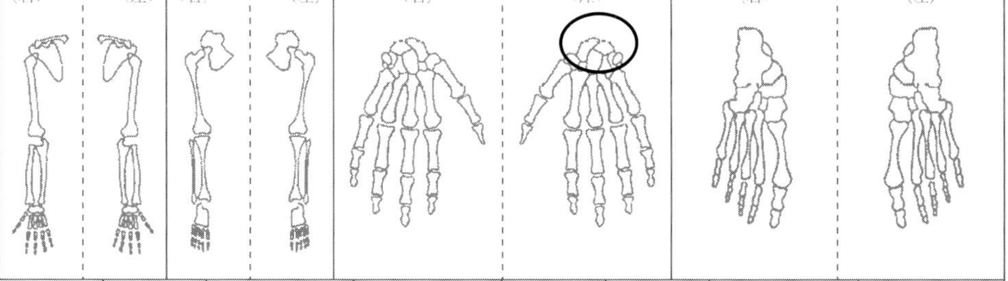

関節機能障害（健側患側とも記入してください　日整会方式により自動他動および）

関節名	運動の種類	他動 右	他動 左	自動 右	自動 左	関節名	運動の種類	他動 右	他動 左	自動 右	自動 左
		度	度	度	度			度	度	度	度

障害内容の増悪・緩解の見通しなどについて記入してください

疼痛及び動作時痛を残し、症状固定。鎮痛剤を処方し経過観察。

上記のとおり診断いたします。

診　断　日　令和　＊年　4月　12日
診断書発行日　令和　＊年　4月　12日

所 在 地　東京都北区田端 7-7-7
名　　称　田端病院
診 療 科　整形外科
医師氏名　佐野 良介　印

解説 〈この解答は、模範解答です。まったく同じである必要はありません。〉

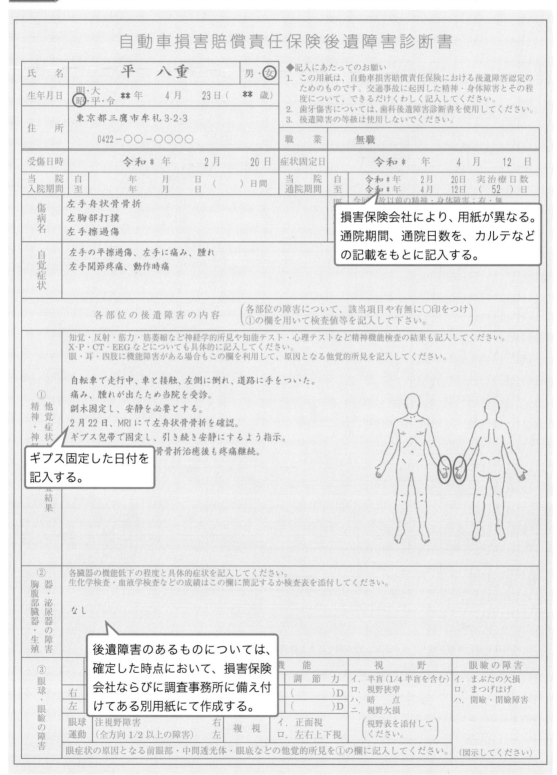

自動車損害賠償責任保険後遺障害診断書

氏　名	平　八重	男・女

◆記入にあたってのお願い
1. この用紙は、自動車損害賠償責任保険における後遺障害認定のためのものです。交通事故に起因した精神・身体障害とその程度について、できるだけくわしく記入してください。
2. 歯牙傷害については、歯科後遺障害診断書を使用してください。
3. 後遺障害の等級は使用しないでください。

生年月日	明・大㊌昭・平・令　** 年　4 月　23 日（ ** 歳）

住　所	東京都三鷹市牟礼 3-2-3　　0422-○○-○○○○

職　業	無職

受傷日時	令和 * 年　2 月　20 日	症状固定日	令和 * 年　4 月　12 日

当院入院期間	自　　年　月　日（　）日間 至　　年　月　日	当院通院期間	自　令和 * 年　2 月　20 日　実治療日数 至　令和 * 年　4 月　12 日（ 52 ）日

> 損害保険会社により、用紙が異なる。通院期間、通院日数を、カルテなどの記載をもとに記入する。

傷病名	左手舟状骨骨折 左胸部打撲 左手擦過傷

自覚症状	左手の平擦過傷、左手に痛み、腫れ 左手関節疼痛、動作時痛

各部位の後遺障害の内容
（各部位の障害について、該当項目や有無に○印をつけ①の欄を用いて検査値等を記入して下さい。）

①精神・神経 他覚症状および検査結果	知覚・反射・筋力・筋萎縮など神経学的所見や知能テスト・心理テストなど精神機能検査の結果も記入してください。 X-P・CT・EEG などについても具体的に記入してください。 眼・耳・四肢に機能障害がある場合もこの欄を利用して、原因となる他覚的所見を記入してください。 自転車で走行中、車と接触、左側に倒れ、道路に手をついた。 痛み、腫れが出たため当院を受診。 副木固定し、安静を必要とする。 2月22日、MRIにて左舟状骨骨折を確認。 ギプス包帯で固定し、引き続き安静にするよう指示。 舟状骨骨折治癒後も疼痛継続。

> ギプス固定した日付を記入する。

②胸腹部臓器・泌尿器の障害・生殖器	各臓器の機能低下の程度と具体的症状を記入してください。 生化学検査・血液学検査などの成績はこの欄に簡記するか検査表を添付してください。 なし

> 後遺障害のあるものについては、確定した時点において、損害保険会社ならびに調査事務所に備え付けてある別用紙にて作成する。

③眼球・眼瞼の障害

	機　能		視　野	眼瞼の障害
	調　節　力	イ．半盲（1/4半盲を含む）		イ．まぶたの欠損
右	（　　　D）	ロ．視野狭窄		ロ．まつげはげ
左	（　　　D）	ハ．暗　点 ニ．視野欠損		ハ．開瞼・閉瞼障害

眼球運動	注視野障害 （全方向 1/2 以上の障害）	右 左	複視	イ．正面視 ロ．左右上下視	（視野表を添付してください。）

眼症状の原因となる前眼部・中間透光体・眼底などの他覚的所見を①の欄に記入してください。　　（図示してください）

④聴力と耳介の障害

オージオグラムを添付してください				耳介の欠損	⑤鼻の障害	⑦醜状障害（採皮痕を含む）
イ．感音性難聴（右・左） ロ．伝音性難聴（右・左） ハ．混合性難聴（右・左）		聴力表示 イ．聴力レベル ロ．聴力損失		イ．耳介の1/2以上 ロ．耳介の1/2未満 （右⑦欄に図示してください）	イ．鼻軟骨部の欠損（右⑦欄に図示してください） ロ．鼻呼吸困難 ハ．嗅覚脱失 ニ．嗅覚減退	1．外ぼう　イ．頭　部　ロ．顔面部　ハ．頚　部 2．上　肢　3．下　肢　4．その他
検査日	6分平均	最高明瞭度				
第1回　年　月　日	右　dB	dB	%	耳　鳴	⑥そしゃく・言語の障害	
	左　dB	dB	%	聴力レベル30 dB以上の難聴を伴う耳鳴を対象とします 右・左	原因と程度（摂食可能な食物、発音不能な語音など）を左面①欄に記入してください。	
第2回　年　月　日	右　dB	dB	%			
	左　dB	dB	%			
第3回　年　月　日	右　dB	dB	%			
	左　dB	dB	%			（図示してください）

⑧脊柱の障害

圧迫骨折・脱臼（椎弓切除・固定術を含む）の部位	運動障害	イ．頚椎部　ロ．胸腰椎部				荷重機能障害	常時コルセット装用の必要性	⑨体幹骨の変形	イ．鎖骨　ニ．肩甲骨 ロ．胸骨　ホ．骨盤骨 ハ．肋骨
		前　屈	度	後　屈	度		有・無		（裸体になってわかる程度）
		右　屈	度	左　屈	度				X-P を添付してください。
X-P を添付してください		右回旋	度	左回旋	度				

⑩上肢・下肢および手指・足指の障害

短縮			（部位と原因）	長管骨の変形	イ．仮関節　ロ．変形癒合（部位）
	右下肢長	cm			
	左下肢長	cm			X-P を添付してください。

欠損障害（離断部位を図示してください）

上肢		下肢		手指		足指	
（右）	（左）	（右）	（左）	（右）	（左）	（右）	（左）

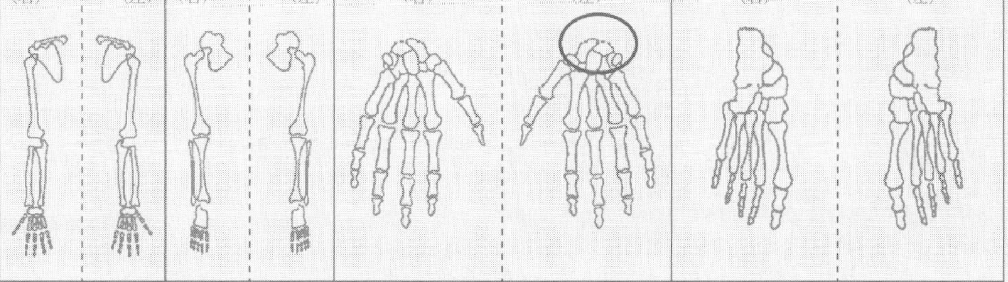

関節機能障害（日整会方式により自動他動および健側患側とも記入してください）

関節名	運動の種類	他動 右	他動 左	自動 右	自動 左	関節名	運動の種類	他動 右	他動 左	自動 右	自動 左
		度	度	度	度			度	度	度	度

障害内容の増悪・緩解の見通しなどについて記入してください

疼痛及び動作時痛を残し、症状固定。鎮痛剤を処方し経過観察。

上記のとおり診断い　　　　東京都北区田端 7-7-7

文書を作成した日付を記載する。

名　称　田端病院

診　断　日　令和　＊年　4月　12日　　診療科　整形外科

診断書発行日　令和　＊年　4月　12日　　医師氏名　佐野 良介　　印

● **問題 10**　(p.68)

解答　〈この解答は、模範解答です。まったく同じである必要はありません。〉

死亡診断書　~~（死体検案書）~~

この死亡診断書（死体検案書）は、我が国の死因統計作成の資料としても用いられます。楷書で、できるだけ詳しく書いてください。

氏　　名	青山　静夫	① 男 2 女	生年月日	明治　昭和 大正　平成　令和 （生まれてから30日以内に死亡したときは生まれた時刻も書いてください）	令和 ＊年 2月 4日 午前・午後　　時　　分

死亡したとき	令和 ＊年 4月 6日 午前 午後 1時 30分

死亡したところ 及びその種別	死亡したところの種別	① 病院 2 診療所 3 介護医療院・介護老人保健施設 4 助産所 5 老人ホーム 6 自宅 7 その他
	死亡したところ	北縄大学病院　　東京都立川市曙町1-1-1　　番地 番　号
	（死亡したところの種別1～5）施設の名称	（　　　　　　）

死亡の要因 ◆ I欄、Ⅱ欄ともに疾患の終末期の状態としての心不全、呼吸不全等は書かないでください ◆ I欄では、最も死亡に影響を与えた傷病名を医学的因果関係の順番で書いてください ◆ I欄の傷病名の記載は各欄一つにしてください ただし、欄が不足する場合は（エ）欄に残りを医学的因果関係の順番で書いてください	I	（ア）直接死因	心筋梗塞	発病（発症）又は受傷から死亡までの期間	約4日
		（イ）（ア）の原因	高血圧症		約13年8カ月
		（ウ）（イ）の原因		◇年、月、日等の単位で書いてください ただし、1日未満の場合は、時、分等の単位で書いてください（例：1年3カ月、5時間20分）	
		（エ）（ウ）の原因			
	Ⅱ	直接には死因に関係しないがI欄の傷病経過に影響を及ぼした傷病名等			
	手術	1 無 ② 有	部位及び主要所見 左前下行枝	手術年月日	令和 平成 ＊年4月5日 昭和
	解剖	1 無 ② 有	主要所見　左冠状動脈支配領域に貫壁性の広範な出血性梗塞が認められ、急性心筋梗塞であることが分かる。ステント留置後の左前下行枝を含む冠状動脈に閉塞は見られない。また、多発性食道潰瘍、肥満に伴う脂肪肝及び門脈域を中心とした軽度の線維化が認められた。		

死因の種類	① 病死及び自然死 不慮の外因死 ｛2 交通事故死　3 転倒・転落　4 溺死　5 煙、火災及び火焔による損傷 6 窒息　7 中毒　8 その他｝ 外因死 その他及び不詳の外因死 ｛9 自殺　10 他殺　11 その他及び不詳の外因｝ 12 不詳の死

外因死の 追加事項 ◆伝聞又は推定情報の場合でも書いてください	傷害が発生したとき	令和・平成・昭和　　年　　月　　日　午前・午後　　時　　分
	傷害が発生したところの種別	1 住居　2 工事及び建設現場　3 道路　4 その他（　　　　　）
	傷害が発生したところ	都道 府県　　　　　市 郡　　　　　区 町村
	手段及び状況	

生後1年未満で病死した場合の追加事項	出生時体重　　　　グラム	単胎・多胎の別 1 単胎 2 多胎（　子中第　子）	妊娠週間　　満　　週
	妊娠・分娩時における母体の病態又は異状 1 無 2 有（　　）　3 不詳	母の生年月日 昭和 平成　　年　　月　　日 令和	前回までの妊娠の結果 出生児　　　人 死産児　　　胎 （妊娠満22週以降に限る）

その他特に付言すべきことがら

上記のとおり診断（検案）する　　　　　　　　　　　　　　　　診断（検案）年月日　　令和 ＊年 4月 6日
　　　　　　　　　　　　　　　　　　　　　　　　　　本診断書（検案書）発行年月日　令和 ＊年 4月 6日

（病院、診療所、介護医療院若しくは介護老人保健施設等の名称及び所在地又は医師の住所）

東京都立川市曙町1-1-1　　番地 番　号
北縄大学病院　消化器科

（氏名）　　医師　　後藤　亮

解説 ▶

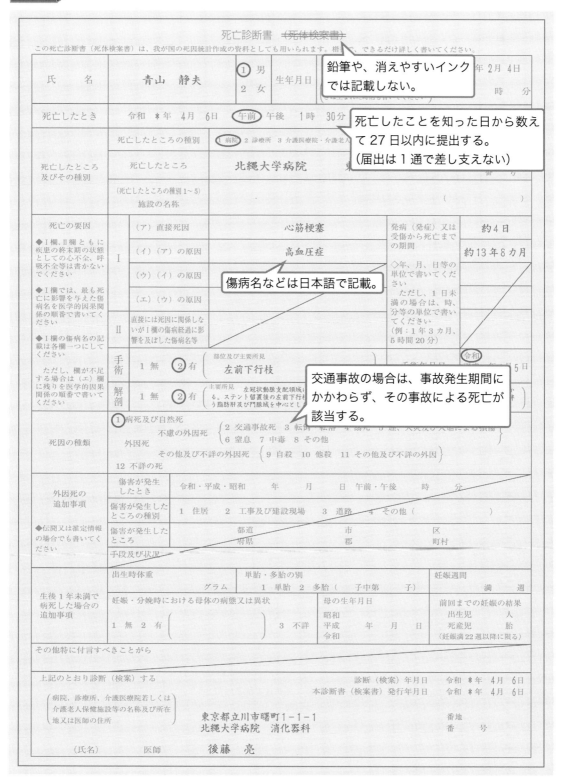

死亡診断書 （死体検案書）

この死亡診断書（死体検案書）は、我が国の死因統計作成の資料としても用いられます。楷書で、できるだけ詳しく書いてください。

| 氏　名 | 青山　静夫 | ①　男
2　女 | 生年月日 | ...年 2月 4日 ... 時　　分 |

> 鉛筆や、消えやすいインクでは記載しない。

| 死亡したとき | 令和 ＊年 4月 6日 ⓐ午前 午後 1時 30分 |

> 死亡したことを知った日から数えて 27 日以内に提出する。
（届出は 1 通で差し支えない）

死亡したところ及びその種別	死亡したところの種別	①病院 2 診療所 3 介護医療院・介護老人...
	死亡したところ	北縄大学病院　東...
	（死亡したところの種別1～5）施設の名称	（　　　）

死亡の要因	I	（ア）直接死因	心筋梗塞	発病（発症）又は受傷から死亡までの期間	約4日
		（イ）（ア）の原因	高血圧症		約13年8カ月
		（ウ）（イ）の原因		◇年、月、日等の単位で書いてください	
		（エ）（ウ）の原因		ただし、1 日未満の場合は、時、分等の単位で書いてください（例：1 年 3 カ月、5 時間 20 分）	
	II	直接には死因に関係しないが I 欄の傷病経過に影響を及ぼした傷病名等			

> 傷病名などは日本語で記載。

◆ I 欄、II 欄ともに疾患の終末期の状態としての心不全、呼吸不全等は書かないでください

◆ I 欄では、最も死亡に影響を与えた傷病名を医学的因果関係の順番で書いてください

◆ I 欄の傷病名の記載は各欄一つにしてください
ただし、欄が不足する場合は（エ）欄に残りを医学的因果関係の順番で書いてください

| 手術 | 1 無 ②有 | 部位及び主要所見 左前下行枝 | 手術年月日 ⓐ令和 ... 年 ... 5 日 |
| 解剖 | 1 無 ②有 | 主要所見 左冠状動脈支配領域... る。ステント留置後の左前下行... う脂肪肝及び門脈域を中心とし... | |

> 交通事故の場合は、事故発生期間にかかわらず、その事故による死亡が該当する。

| 死因の種類 | ①病死及び自然死
外因死　不慮の外因死 { 2 交通事故死 3 転倒・転落 4 溺死 5 煙、火災及び火焔による損傷
6 窒息 7 中毒 8 その他 }
その他及び不詳の外因死 { 9 自殺 10 他殺 11 その他及び不詳の外因 }
12 不詳の死 |

外因死の追加事項	傷害が発生したとき	令和・平成・昭和　　年　　月　　日 午前・午後　　時　　分
	傷害が発生したところの種別	1 住居　2 工事及び建設現場　3 道路　4 その他（　　　）
	傷害が発生したところ	都道府県　市郡　区町村
	手段及び状況	

◆伝聞又は推定情報の場合でも書いてください

| 生後 1 年未満で病死した場合の追加事項 | 出生時体重　　　　グラム | 単胎・多胎の別　1 単胎 2 多胎（　子中第　子） | 妊娠週間　満　週 |
| | 妊娠・分娩時における母体の病態又は異状　1 無 2 有（　　） | 母の生年月日　昭和 平成 令和　年　月　日 3 不詳 | 前回までの妊娠の結果　出生児　人　死産児　胎（妊娠満22週以降に限る） |

| その他特に付言すべきことがら | |

上記のとおり診断（検案）する	診断（検案）年月日　令和 ＊年 4月 6日 本診断書（検案書）発行年月日　令和 ＊年 4月 6日
（病院、診療所、介護医療院若しくは介護老人保健施設等の名称及び所在地又は医師の住所） 東京都立川市曙町1-1-1 北縄大学病院　消化器科	番地 番　号
（氏名）　医師　　後藤　亮	

● **問題 11**　(p.72)

解答　〈この解答は、模範解答です。〉

健康保険出産手当金支給申請書

○「初回申請分」には、申請期間とその期間前 1 ヶ月分の賃金台帳と出勤簿
（タイムカード）の写を添付してください。

	⑨　労務に服さなかった日（出勤は○で、有給は△で、公休は公で、欠勤は／でそれぞれ表示してください）	出勤	有給
年　　月	1 2 3 4 5 6 7 8 9 10 11 12 13 14 15 16 17 18 19 20 21 22 23 24 25 26 27 28 29 30 31　計	日	日
年　　月	1 2 3 4 5 6 7 8 9 10 11 12 13 14 15 16 17 18 19 20 21 22 23 24 25 26 27 28 29 30 31　計	日	日
年　　月	1 2 3 4 5 6 7 8 9 10 11 12 13 14 15 16 17 18 19 20 21 22 23 24 25 26 27 28 29 30 31　計	日	日
年　　月	1 2 3 4 5 6 7 8 9 10 11 12 13 14 15 16 17 18 19 20 21 22 23 24 25 26 27 28 29 30 31　計	日	日
年　　月	1 2 3 4 5 6 7 8 9 10 11 12 13 14 15 16 17 18 19 20 21 22 23 24 25 26 27 28 29 30 31　計	日	日

事業主が証明するところ

労務につかなかった期間のうちの賃金支払状況（出勤した日、有給休暇の日を除く）

（1）支給しない　現在も将来も支給しない場合はその理由を記入してください。

（2）全部または一部支給した（する）場合はその内訳

賃金計算
締　日　　　　　日
支払日　　　　　日

㋺支給した（する）内訳

区　分　＼　支給期間	単　価	全　部　支　給　月　日～月　日	一　部　支　給　月　日～月　日	一　部　支　給　月　日～月　日	支払日	給与の種類（○を囲んでください）
基　本　給					月　　日	
家　族　手　当					月　　日	月　　　　給
手　当					月　　日	日　　　　給
手　当					月　　日	日給月給
手　当					月　　日	時　間　給
現　物　給　与					月　　日	歩　合　給
計					月　　日	そ　の　他

上記のとおり相違ないことを証明します。

担当者氏名

令和　　年　　月　　日　　事業所所在地

事業所名称

事業主氏名　　　　　　　　　　　㊞　電話　　　（　　　）

医師または助産師が意見を記入するところ	出　産　年　月　日	令和　＊　年　3　月　27　日	出産予定年月日	令和　＊　年　3　月　29　日
	正常出産又は異常出産の別	（正　常）・　異　常	生産又は死産の別	（生産）死産（妊娠　　ケ月）
	出　生　時　の　数	（単胎）・多胎（　　児）		

上記のとおり相違ないことを証明します。

令和　＊　年　3　月　29　日

医療機関の所在地　　**東京都中央区日本橋茅場町 9-9-9**

医療機関の名称　　**日本橋病院**

医師・助産師の氏名　（職名　　**医師**　　）　**田村伸一**

電話　　**03（○○○○）○○○○**

解説

健康保険出産手当金支給申請書

○「初回申請… …賃金台帳と出勤簿
（タイムカー…

> 健康保険の被保険者が出産のため会社を休んだ場合は、この申請書を使って保険者へ出産手当金を請求する。

事業主が証明するところ

㋟ 労務に服さなかった日（出…表示してください）			出勤	有給
年　月	1 2 3 4 5 6 7 8 … 27 28 29 30 31	計	日	日
年　月	1 2 3 4 5 6 7 8 9 10 11 12 13 14 15 16 17 18 19 20 21 22 23 24 25 26 27 28 29 30 31	計	日	日
年　月	1 2 3 4 5 6 7 8 9 10 11 12 13 14 15 16 17 18 19 20 21 22 23 24 25 26 27 28 29 30 31	計	日	日
年　月	1 2 3 4 5 6 7 8 9 10 11 12 13 14 15 16 17 18 19 20 21 22 23 24 25 26 27 28 29 30 31	計	日	日
年　月	1 2 3 4 5 6 7 8 9 10 11 12 13 14 15 16 17 18 19 20 21 22 23 24 25 26 27 28 29 30 31	計	日	日

労務につかなかった期間のうちの賃金支払状況（出勤した日、有給休暇の日を除く）	賃金計算	
(1) 支給しない　現在も将来も支給しない場合はその理由を記入してください。	締　日	日
(2) 全部または一部支給した（する）場合はその内訳	支払日	日

㋠ 支給した（する）内訳　区分＼支給期間	単　価	全部支給 月 日 ～ 月 日	一部支給 月 日 ～ 月 日	一部支給 月 日 ～ 月 日	支払日	給与の種類（○を囲んでください）
基本給					月　日	月給
家族手当					月　日	日給
手当					月　日	日給月給
手当					月　日	時間給
手当					月　日	歩合給
現物給与					月　日	その他
計					月　日	

上記のとおり相違ないことを証明します。

令和　年　月　日　　事業所所在地

事業所名称

事業主氏名　　　　　）

> 出産した年月日と予定年月日をカルテから読み取り記載する。
> 正常出産、異常出産の別や生産・死産の別を、該当する項目に○をする。

医師または助産師が意見を記入するところ

出産年月日	令和　＊ 年　3 月 27 日	出産予定年月日	令和　＊ 年　3 月 29 日
正常出産又は異常出産の別	[正常]・異常	生産又は死産の別	[生産]・死産（妊娠　　ケ月）
出生時の数	[単胎]・多胎（　児）		

上記のとおり相違ないことを証明します。

令和　＊ 年　3 月　29 日

医療機関の所在地　東京都中央区日本橋茅場町 9-9-9

医療機関の名称　日本橋病院

医師・助産師の氏名　（職名　医師　）　田村伸一

電話　03（○○○○）○○○○

解答　〈この解答は、模範解答です。〉

出生証明書

子 の 氏 名	日本橋 彰	男女 の 別	①男　2 女

生まれたとき	令和　＊年　3 月 27 日　午前 （午後）　15 時 05 分

出 生 し た ところ及び その種別	出生したところ の　種　別	①病院　2 診療所　3 助産所 4 自宅　5 その他
	出 生 し た と　こ　ろ	東京都中央区日本橋茅場町 9 丁目 ~~番地~~ 9 番　　　9 号
	（出生したところ の種別 1～3） 施設の名称	日本橋病院

体重及び身長	体重 2800　　グラム	身長 46.1　　センチメートル

単胎・ 多胎の別	①　単胎　2　多胎（　　子中第　　子）

母の氏名	日本橋 高子	妊娠 週数	満 39 週　2 日

この母の出産 した子の数	出生子（この出生子及び出生後 死亡した子を含む） 死産児（妊娠週 22 週以降）	1 人 0 胎

1　医師 2　助産師 3　その他	上記のとおり証明する。 　　　　令和　＊年　3 月 29 日 （住所）　東京都中央区日本橋茅場町 9 丁目 　　　　　　　~~番地~~ 　　　　　9 番　　　9 号 （氏名）　田村伸一

解説 ▶

<h2 style="text-align:center">出 生 証 明 書</h2>

子 の 氏 名	日本橋 彰	男 の

> 夜の 12 時は「午前 0 時」、昼の 12 時は「午後 0 時」と書く。

生まれたとき	令和 ＊ 年　3 月 27 日	午前 ⟨午後⟩　15 時 05 分

出 生 し た ところ及び その 種 別	出生したところ の 種 別	① 病院　2 診療所　3 助産所 4 自宅　5 その他
	出 生 し た と こ ろ	東京都中央区日本橋茅場町9丁目 ~~番地~~ 9 番　　9 号
		日本橋病院

> 体重および身長は、立会者が医師または助産師以外の者で、わからなければ記載しなくてもよい。

体重及び身長	体重　2800 グラム	身長　46.1 センチメートル

単胎・ 多胎の別	① 単胎　2 多胎（　子中第　子）	

> この母の出産した子の数は、本人または家人などから聞いて記載する。

母の氏名		妊娠週数	満 39 週　2 日

この母の出産 した子の数	出生子（この出生子及び出生後死亡した子を含む）		1 人
	死産児（妊娠週 22 週以降）		0 胎

1 医師 2 助産師 3 その他	上記のとおり証明する。	3 月 29 日

> この出生証明書の作成者の氏名は、立ち会った人が医師、助産師など複数いる場合は、1、2、3、の順序に従って優先的に記載する。

（住所）○丁目
~~番地~~
9 番　　9 号

（氏名）　田村伸一

解答　〈この解答は、模範解答です。〉

| 届出コード 6 3 A | 健康保険 被保険者／家族 出産育児一時金支給申請書 | | | | | | | |

⑦ 被保険者証の記号・番号	④ 被保険者の生年月日	届出種別	受付年度	通　番	グループ
－	5：昭和 7：平成　年　月　日	0 4 令和	※ 1年 ※	※	※

⑦ 被保険者（申請者）の氏名と印　㊞	⑤ 事業所の	名　称	
		所在地	

⑦ 被保険者（申請者）の住所	郵便番号 －	[フリガナ] 都道府県	
	[受取人情報] / [被保険者情報]	電話　（　）	

被扶養者が出産したための申請書であるときは、その方の	⑦ 被扶養者の氏名	㊉ 被扶養者の生年月日 昭和 平成 令和　年　月　日	被扶養者番号 ※

⑦ 出産した年月日	⑦ 出生児数	⑦ 死産児数	⑦ 妊娠経過期間	⑦ 法第3条第2項被保険者として支給を受けた場合はその額（調整減額）
令和　年　月　日	人	人	週	円

⑦ 出生児の氏名	㊉ 被保険者と出生児の続柄	⑦ 出産した医療機関等	
[フリガナ]		名　称	
		所在地	電話　（　）

申請者記入欄［本人］出産育児一時金	⑦ 今回の申請は、退職等により、全国健康保険協会管掌健康保険の被保険者資格の喪失後、6ヵ月以内に出産したことによる申請ですか。	□ はい	□ いいえ
	⑦ 上記⑦で、「はい」と答えた場合、資格喪失後、家族の被扶養者になっていますか。	□ はい	□ いいえ
	⑦ 上記⑦で、「はい」と答えた場合、資格喪失後に家族の被扶養者として加入している健康保険の保険者名と記号・番号を記入してください。	保険者名	
		記号・番号	
申請者記入欄［家族］出産育児一時金	⑦ 今回の申請は、家族が被扶養者認定後、6ヵ月以内に出産したことによる申請ですか。	□ はい	□ いいえ
	⑦ 上記⑦で、「はい」と答えた場合、家族が被扶養者の認定を受けた要因は退職等により、健康保険の資格を喪失したことによるものですか。	□ はい	□ いいえ
	⑦ 上記⑦で、「はい」と答えた場合、家族が被扶養者認定前に加入していた健康保険の保険者名と記号・番号を記入してください。	保険者名	
		記号・番号	

	請求年月日	特別コード	不支給理由	106条	貸付／代理表示	貸付金額	産科医療補償制度	法定支給額	支払方法	受取人住所区分
令和	※年　月　日	※	※	※ 0：非該当 1：該当	※0：なし 1：貸付有り 1：代理有り	円	※ 0：未加入 1：加入	※ 円	※ 2：個人払い 3：その他	※ 0：本人 1：代理人

医師・助産師または市区町村長が証明するところ	出産者氏名	日本橋 高子	出産年月日	令和 ＊ 年 3 月 27 日
	出生児の数	⟨単胎⟩・多胎（　児）	生産または死産の別	⟨生産⟩・死産（妊娠　週）

上記のとおり相違ないことを証明する。　　　　　令和 ＊ 年 3 月 29 日

医療機関の所在地　**東京都中央区日本橋茅場町9-9-9**
医療機関の名称　　**日本橋病院**
医師・助産師の氏名　**田村伸一**

本　籍		筆頭者名	
母の氏名	出生児氏名	出生年月日	令和　年　月　日

上記のとおり相違ないことを証明する。　　　　　令和　年　月　日
　　市 区 町 村 長 名　　　　　　　　　　　　　　　　㊞

解説

届出コード 6 3 A

健康保険 被保険者 家族 出産育児一時金支給申請書

健康保険法第 101 条、第 114 条に規定されている。
健康保険の被保険者、被扶養者が出産した場合に保険者へ提出する。

◎記入方法および添付書類等については、別紙「記入例」「添付書類について」を確認してください。
◎「※」印欄は記入しないでください。

被保険者が記入するところ

㋐ 被保険者証の記号・番号	－
㋑ 被…	5：昭和 7：平成
番	グループ ※
㋒ 被保険者（申請者）の氏名と印	（フリガナ）
㋔ 被保険者（申請者）の住所	郵便番号 － （フリガナ） 都道府県 電話（ ）［受取人情報］/［被保険者情報］
被扶養者が出産したための申請書であるときは、その方の	㋕ 被扶養者の氏名 / ㋖ 被扶養者の生年月日 昭和 平成 令和 年 月 日 / 被扶養者番号 ※

㋗ 出産した年月日	㋘ 出生児数	㋙ 死産児数	㋚ 妊娠経過期間	㋛ 法第3条第2項被保険者として支給を受けた場合はその額（調整減額）
令和 年 月 日	人	人	週	円

㋜ 出生児の氏名	㋝ 被保険者と出生児の続柄	㋞ 出産した医療機関等
（フリガナ）		名称 / 所在地 電話（ ）

申請者（本人）記入欄 出産育児一時金

㋟ 今回の申請は、退職等により、全国健康保険協会管掌健康保険の被保険者資格の喪失後、6ヵ月以内に出産したことによる申請ですか。	□ はい	□ いいえ
㋠ 上記㋟で、「はい」と答えた場合、資格喪失後、家族の被扶養者になっていますか。	□ はい	□ いいえ
㋡ 上記㋠で、「はい」と答えた場合、資格喪失後に家族の被扶養者として加入している健康保険の保険者名と記号・番号を記入してください。	保険者名	記号・番号

申請者（家族）記入欄 出産育児一時金

㋢ 今回の申請は、家族が被扶養者認定後、6カ月以内に出産したことによる申請ですか。	□ はい	□ いいえ
㋣ 上記㋢で、「はい」と答えた場合、家族が被扶養者の認定を受けた要因は退職等により、健康保険の資格を喪失したことによるものですか。	□ はい	□ いいえ
㋤ 上記㋣で、「はい」と答えた場合、家族が被扶養者認定前に加入していた健康保険の保険者名と記号・番号を記入してください。	保険者名	記号・番号

請求年月日	特別コード	不支給理由	106条	貸付/代理表示	貸付金額	産科医療補償制度	法定支給額	支払方法	受取人住所区分
令和 ※年 月 日	※	※	※ 0：非該当 1：該当	※0：なし 1：貸付有り 1：代理有り	※ 円	※ 0：未加入 1：加入	※ 円	※ 2：個人払い 3：その他	※ 0：本人 1：代理人

医師・助産師または市区町村長が証明するところ

出産者氏名	日本橋 高子	出産年月日	令和 ＊ 年 3 月 27 日
出生児の数	単胎（○）・多胎（ 児）	生産または死産の別	生産（○）・死産（妊娠 週）

上記のとおり相違ないことを証明する。 令和 ＊ 年 3 月 29 日

医療機関の所在地 東京都中央区日本橋茅場町 9-9-9
医療機関の名称 日本橋病院
医師・助産師の氏名 田村伸一

本籍		筆頭者名	
母の氏名	出生児氏名	出生年月日	令和 年 月 日

上記のとおり相違ないことを証明する。 令和 年 月 日

市区町村長名 ㊞

● **問題12**　(p.80)

解答 ▶　〈この解答は、模範解答です。〉

保　護　者　様

渋谷区 立 ＡＢＣ小学校 長

出 席 停 止 に つ い て

　お子さんが下記の病気になった場合、学校保健法の定めるとおり出席停止になります。完全に治るまで登校を見合わせてください。出席停止の期間については症状により異なります。登校の際に、必ず医師の診断を受け、下記の治癒証明書を学校へ提出してください。

　医師から伝染のおそれがないと認められたときはこの限りではありません。

出席停止期間の基準（学校保健法施行規則）			
インフルエンザ	解熱後2日を経過するまで	風疹	発疹が消失するまで
百日咳	特有の咳が消失するまで	水痘	全ての発疹がか皮化するまで
麻疹（はしか）	解熱後3日を経過するまで	咽頭結膜熱	主要症状が消退した後2日を経過するまで
流行性耳下腺炎	耳下腺の腫脹が消失するまで	その他の伝染病	治癒するまで

※出席停止措置の期間は、欠席扱いにはなりません。

治 癒 証 明 書

渋谷区 立 ＡＢＣ小学校 長

6年　1組　氏名 若林 裕介

上記の園児・児童・生徒は伝染病予防上支障がないことを証明します。

病名（B型インフルエンザ）

令和 ＊ 年 4 月 14 日

所 在 地　渋谷区神泉町9-9-9
医療機関名　中央病院

医 師 名　井上 文洋

解説 ▶

保 護 者 様

渋谷区立 ABC小学校 長

出 席 停 止 に つ い て

　お子さんが下記の病気になった場合、学校保健法の定めるとおり出席停止になります。完全に治るまで登校を見合わせてください。出席停止の期間については症状により異なります。登校の際に、必ず医師の診断を受け、下記の治癒証明書を学校へ提出してください。

　医師から伝染のおそれがないと認められたときはこの限りではありません。

出席停止期間の基準（学校保健法施行規則）			
インフルエンザ	解熱後２日を経過するまで	風疹	発疹が消失するまで
百日咳	特有の咳が消失するまで	水痘	全ての発疹がか皮化するまで
麻疹（はしか）	解熱後３日を経過するまで	咽頭結膜熱	主要症状が消退した後２日を経過するまで
流行性耳下腺炎	耳下腺の腫脹が消失するまで		

※出席停止措置の期間は、欠席扱いにはな

治癒証明書

渋谷区立 ABC小学校 長

6年　1組　氏名 若林 裕介

私立の場合も、学校名は記載する。
（私立 DFE 小学校長など）
病名は必ず出席停止と定められている病名でなくてはならない。

上記の園児・児童・生徒は伝染病予防上支障がないことを証明します。

病名（B 型インフルエンザ）

所 在 地　渋谷区神泉町9-9-9
医療機関名　中央病院

令和 ＊ 年 4 月 14 日

医 師 名　井上 文洋

解答 ▶〈この解答は、模範解答です。まったく同じである必要はありません。〉

登校許可証明書

渋谷区立 ABC 小学校（　　　　　科）

　6年　1組　氏名 **若林 裕介**

病名　　**B型インフルエンザ**

治療期間　令和　＊ 年　4 月　10 日から

令和　＊ 年　4 月　14 日まで

　上記の疾患は治癒しており、他者に感染のおそれがなくなりましたので、登校しても差し支えないものと認めます。

備考
令和＊年4月9日より39度の発熱があり、頭痛・筋肉痛の症状
もございました。熱が下がってから2日をめやすとして4日間の
通学停止の指示を出しました。

令和　＊ 年　4 月　14 日
所在地　　**渋谷区神泉町 9-9-9**
医療機関名　**中央病院**

医師名　　　**井上文洋**　　　　印

解説

登校許可証明書

渋谷区立 ABC 小学校（　　　　　科）

6年　1組　氏名 若林 裕介

> 病名は、必ず出席停止になる病名かを確認する。

病名　　Ｂ型インフルエンザ

治療期間　　令和　　＊年　　4月　　10日から

令和　　＊年　　4月　　14日まで

　上記の疾患は治癒しており、他者に感染のおそれがなくなりましたので、登校しても差し支えないものと認めます。

> カルテの病状詳記より、簡潔にまとめて記載する。

備考

令和＊年4月9日より39度の発熱があり、頭痛・筋肉痛の症状もございました。熱が下がってから2日をめやすとして4日間の通学停止の指示を出しました。

令和 ＊ 年 4 月 14 日
所在地　　渋谷区神泉町 9-9-9
医療機関名　　中央病院

医師名　　　井上文洋　　　　印

学科問題の解答・解説

1 医師事務作業補助者とは　(p.86)

●問題1

| 1 | × | 2 | × | 3 | ○ | 4 | ○ |

1. 医師事務作業補助者の業務には、**DPC のコーディング作業**が含まれる。

　　診療情報管理士の仕事です

2. 医師事務作業補助者の業務には、看護業務の補助が含まれる。

　　看護助手の仕事です

●問題2

| 1 | ○ | 2 | ○ | 3 | × | 4 | × |

3. 患者から、診療情報提供書の交付を求められた場合、無償で交付しなければならない。

　　保険診療の対象です

4. 診療情報提供書は、健康保険の適用外である。

　　適用内です

●問題3

| 1 | × | 2 | ○ | 3 | ○ | 4 | ○ |

1. 医師の指示を受けて、医局運営に関する庶務を行う。

　　医療秘書の仕事です

② 医療関連法規　(p.87)

● 問題 1

| 1 | ○ | 2 | × | 3 | × | 4 | ○ |

2.　医師免許は医師国家試験に合格すれば、医籍に登録され厚生労働大臣から医師免許
証が交付される。

> 合格した後に、申請が必要です

3.　医師免許を取り消されたものであっても、取消しの理由となった事項に該当しなく
なったときなどは、医道審議会が再免許を与える。

> 医道審議会ではなく厚生労働大臣です

● 問題 2

| 1 | ○ | 2 | × | 3 | ○ | 4 | × |

2.　病院とは、医師が公衆または特定多数人のため医業を行う場所であり、**30 人以上の**
患者を入院させるための施設を有するものをいう。

> 20 人以上です

4.　医業を行う病院または診療所の開設者は、医籍に登録された臨床研修等修了医師で
なくてはならない。

> 医籍に登録された臨床研修等修了医師でなくても、開設地の
> 都道府県知事の許可を受ければ開設者になることができます

● 問題 3

| 1 | ○ | 2 | × | 3 | × | 4 | ○ |

2.　保険医療機関は、療養の給付の担当に関する帳簿及び書類その他の記録をその完結
の日から**5 年間**保存しなければならない。

> 3 年間です

3.　保険医療機関は、その入院患者に対して、患者の負担により、当該保険医療機関の
従業者以外の者による看護を受けることができる。

> できません

❸ 医療保険制度　(p.88)

● 問題 1

1	○	2	×	3	○	4	×

2. 全国健康保険協会管掌健康保険の被保険者は、大企業の従業員とその扶養者である。

> 常時 5 人以上の従業員がいる企業

4. 生活保護を受けている者も、後期高齢者医療制度の被保険者となる。

> なりません

● 問題 2

1	×	2	○	3	×	4	×

1. これは「評価療養」の説明です。

3. 故意の事故などで給付事由を生じさせた場合でも、保険給付は行われる。

> 行われません

4. 傷病手当金は、業務中の負傷などで休業となったときに、経済的な補償を得るために支給されるものである。

> 病気休業中です

● 問題 3

1	○	2	×	3	○	4	×

2. 「要介護者」とは、要介護状態にある 60 歳以上の者をいう。

> 特定疾病によって要介護状態にある 40 歳以上 65 歳未満の人も含まれます

4. 退職者医療制度の加入期間は、70 歳になるまでである。

> 65 歳です

❹ 個人情報保護法 （p.89）

● 問題 1

1	×	2	○	3	×	4	○

1. <u>本人の同意がなくても</u>、患者の家族から病状説明するように頼まれたら、説明してよい。

　　　本人の同意が必要です

3. ホームページに患者の写真を掲載する場合、<u>本人の同意は必要ない</u>。

　　　本人の同意は必要です

● 問題 2

1	×	2	×	3	○	4	○

1. 学校の担任から、生徒である患者の病状について、問合せがあった場合、<u>本人の同意がなくても説明してよい</u>。

　　　本人の同意なしに説明してはいけません

2. <u>未成年は、どんな場合でもカルテの開示を求めることはできない</u>。

　　　内容によっては可能です

● 問題 3

1	○	2	×	3	○	4	○

2. 個人情報保護法の全面施行に伴い、個人情報取扱業者は、法の定める義務・主務大臣の命令に違反した場合は、<u>行政罰</u>が科せられる。

　　　刑事罰です

163

⑤ 電子カルテシステム　(p.90)

● 問題1

| 1 | ○ | 2 | × | 3 | ○ | 4 | × |

2.　電子カルテを導入しても、患者が医者からレントゲン写真や検査結果などのわかりやすい説明を受けることは<u>期待できない</u>。

期待できます

4.　診療録の電子媒体による保存には、運用管理規定は<u>必要がない</u>。

必要です

● 問題2

| 1 | × | 2 | × | 3 | ○ | 4 | ○ |

1.　医師法<u>第20条</u>には、電子媒体による保存を認める文書を規定している。

第24条です

2.　救急救命士法<u>第28条</u>には、救急救命処置録について規定されている。

第46条です

● 問題3

| 1 | × | 2 | ○ | 3 | × | 4 | ○ |

1.　従業者に対する、業務上の秘密と指定された個人データの非開示契約の締結や教育・訓練などを行うことを<u>組織的安全管理対策</u>という。

人的安全管理対策です

3.　安全管理について従業者の責任と権限を明確に定め、安全管理に関する規定や手順書を整備し、その実施状況を確認することを<u>人的安全管理対策</u>という。

組織的安全管理対策です

❻ 医療機関の安全管理　(p.91)

● 問題 1

1	○	2	○	3	×	4	×

> **3.** 専任の医療に係る安全管理を行うものを配置する。
>
> > 一般病棟ではなく、特定機能病院の医療の安全の確保に関する事項です

> **4.** 医療に係る安全管理を行う部門を設置する。
>
> > 一般病棟ではなく、特定機能病院の医療の安全の確保に関する事項です

● 問題 2

1	×	2	×	3	○	4	○

> **1.** 第一発見者は、必ず最初に医師に知らせる。
>
> > 近くにいる医療スタッフや看護師など、医師である必要はありません

> **2.** 緊急時のマニュアルに沿って、医師に報告する。
>
> > 責任者に報告します

● 問題 3

1	○	2	×	3	○	4	○

> **2.** 医療事故防止の具体的な要点を定めたマニュアルを作成してあれば、全職員を対象とした教育・研修をする必要はない。
>
> > マニュアルが作成してあっても、教育・研修を行う必要はあります

7 医内感染予防　(p.92)

● **問題 1**

| 1 | × | 2 | ○ | 3 | × | 4 | ○ |

1. 易感染患者を防御するには、標準予防策で十分対応できる。

　　　　　　　　　　　　　　　　　　対応できません

3. 院内感染防止対策は、個々の医療従事者ごとに院内感染予防対策マニュアルを遵守していれば十分であり、教育や研修などは必要ない。

　　　　　　　　　　必要です

● **問題 2**

| 1 | × | 2 | ○ | 3 | × | 4 | ○ |

1. 標準予防策は、感染症の患者のみに適用される。

　　　　治療を受けるすべての患者に適用されます

3. 標準予防策には、針刺し事故対策や毎日の清掃は含まれていない。

　　　　　　　　　　　　　　　含まれています

● **問題 3**

| 1 | ○ | 2 | × | 3 | ○ | 4 | × |

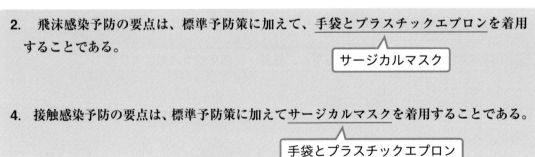

2. 飛沫感染予防の要点は、標準予防策に加えて、手袋とプラスチックエプロンを着用することである。

　　　　　　　　　　　　　　　サージカルマスク

4. 接触感染予防の要点は、標準予防策に加えてサージカルマスクを着用することである。

　　　　　　　　　　手袋とプラスチックエプロン

8 薬の基礎知識 (p.93)

● **問題1**

| 1 | ○ | 2 | × | 3 | × | 4 | ○ |

> **2.** 相加作用は<u>作用が弱まるか無効になること</u>をいう。
>
> → 各作用の和に等しく強まります
>
> **3.** <u>拮抗作用には相加作用と相乗作用がある。</u>
>
> → 拮抗作用は、作用が弱まるか無効になることをいいます

● **問題2**

| 1 | ○ | 2 | ○ | 3 | × | 4 | × |

> **3.** 坐剤に、<u>局所適用するものはない。</u>
>
> → 局所適用と全身作用のものがあります
>
> **4.** カプセル剤は、苦みを感じないので、<u>高齢者や幼児に適した剤形である。</u>
>
> → 水に溶けるので喉にくっつきやすく、適しません

● **問題3**

| 1 | × | 2 | × | 3 | ○ | 4 | ○ |

> **1.** <u>吸収</u>とは、薬物が血中に入って全身を循環し、体内の各組織に運ばれ、薬効作用を発揮することである。
>
> → 分布
>
> **2.** <u>分布</u>とは、薬物が血液の中に入ることをいう。
>
> → 吸収

⑨ 診療録の記載について　(p.94)

● **問題 1**

| 1 | ○ | 2 | × | 3 | × | 4 | ○ |

2.　診療録は、<u>医師の私物である。</u>

> 医師の私物ではありません

3.　診療録に関する法規としては、<u>医師法および保険医療養担当規則がある。</u>

> 医療法にも定めがあります

● **問題 2**

| 1 | ○ | 2 | × | 3 | ○ | 4 | × |

2.　看護業務の計画に関する記録には、看護師の勤務状態などを記録する<u>必要はない。</u>

> 必要です

4.　ナースチャート 2 号用紙には、患者の<u>現病歴・既往症歴など</u>を記載する。

> 経過記録を記載します

● **問題 3**

| 1 | × | 2 | ○ | 3 | ○ | 4 | ○ |

1.　診療録は、医師法や療養担当規則によって作成およびその方法が<u>義務づけられているわけではない。</u>

> 義務づけられています

◆**⑩ 医　　学** (p.95)

●**問題 1**

| 1 | × | 2 | ○ | 3 | ○ | 4 | × |

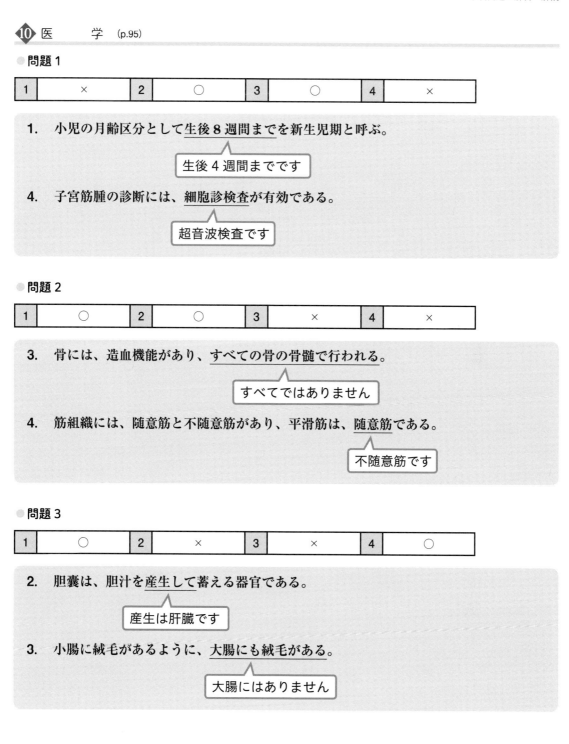

1. 小児の月齢区分として<u>生後 8 週間まで</u>を新生児期と呼ぶ。

> 生後 4 週間までです

4. 子宮筋腫の診断には、<u>細胞診検査</u>が有効である。

> 超音波検査です

●**問題 2**

| 1 | ○ | 2 | ○ | 3 | × | 4 | × |

3. 骨には、造血機能があり、<u>すべての骨の骨髄で行われる</u>。

> すべてではありません

4. 筋組織には、随意筋と不随意筋があり、平滑筋は、<u>随意筋</u>である。

> 不随意筋です

●**問題 3**

| 1 | ○ | 2 | × | 3 | × | 4 | ○ |

2. 胆嚢は、胆汁を<u>産生して</u>蓄える器官である。

> 産生は肝臓です

3. 小腸に絨毛があるように、<u>大腸にも絨毛がある</u>。

> 大腸にはありません

◀**11**▶ 語彙力の向上　(p.96)

● **語彙の確認テスト**

1	f	2	i
3	g	4	m
5	c	6	e
7	b	8	l
9	n	10	h
11	k	12	o
13	a	14	t
15	s	16	q
17	j	18	d
19	p	20	r

【カルテによく出る用語　読みおよび意味】

1. 鼻汁（びじゅう → はなみず。　　　　　　　　　　　　　　　　　　　　　　　　　　）

2. 蝸牛（かぎゅう → 内耳にある聴覚を司る感覚器官で、蝸牛管が納まっている側頭骨の空洞。　）

3. 吃逆（きつぎゃく → しゃっくり。　　　　　　　　　　　　　　　　　　　　　　　　）

4. 前庭（ぜんてい → 内耳にある蝸牛殻と骨三半規管との間に位置する部分。　　　　　　）

5. 噯気（あいき → あくび。　　　　　　　　　　　　　　　　　　　　　　　　　　　）

6. 日内変動（にちないへんどう → 体温・心拍数・血圧などの値や、覚醒・睡眠のリズムが、1日
　　　　　の中で変動すること。　　　　　　　　　　　　　　　　　　　　　　　　　　）

7. 痂皮（かひ → かさぶた。　　　　　　　　　　　　　　　　　　　　　　　　　　　）

8. 仰臥位（ぎょうがい → 上を向いて寝た状態。　　　　　　　　　　　　　　　　　　）

9. 凡例（はんれい → 方針や使用方法を述べたもの。　　　　　　　　　　　　　　　　）

10. 胼胝腫（べんちしゅ → たこ。　　　　　　　　　　　　　　　　　　　　　　　　）

11. 車前草（おおばこ → 漢方、生薬、ハーブの乾燥したもの。　　　　　　　　　　　）

12. 魚鱗癬（ぎょりんせん → 魚のうろこのような皮膚病。　　　　　　　　　　　　　）

13. 霰（あられ → 雲の中で雪に微小な水滴が凍りつき、白色の小さい粒となって降ってくる物。）

14. 粃糠疹（ひこうしん → ぬか状のしっしん。　　　　　　　　　　　　　　　　　　）

15. 匿う（かくまう → 人や物を見つからないようにこっそり隠しておくこと。　　　　）

16. 鵞口瘡（がこうそう → カンジダアルビカンスというカビによる口腔内の感染により、口の中に
　　　　　白い斑点のような塊が付着する乳児期の病気。　　　　　　　　　　　　　　　）

17. 捗る（はかどる → 仕事が順調にどんどん進むこと。　　　　　　　　　　　　　　）

18. 鱗屑（りんせつ → 表皮の角質が肥厚し剥離したもの。　　　　　　　　　　　　　）

19. 自重（じちょう → 控えること。　　　　　　　　　　　　　　　　　　　　　　　）

20. 嗄声（させい → だみ声、かすれた声。　　　　　　　　　　　　　　　　　　　　）

21. 脆弱性（ぜいじゃくせい → もろく、傷つきやすいこと。　　　　　　　　　　　　）

22. 倣う（ならう → 手本として真似をする。　　　　　　　　　　　　　　　　　　　）

23. 踵部（しょうぶ → かかと。　　　　　　　　　　　　　　　　　　　　　　　　　）

24. 相応しい（ふさわしい → 似つかわしい、つりあっている。　　　　　　　　　　　）

25. 耳漏（じろう → 耳垂れ。　　　　　　　　　　　　　　　　　　　　　　　　　　）

26. 俯瞰（ふかん → 高い目線から見る。　　　　　　　　　　　　　　　　　　　　　）

27. 含嗽（がんそう → うがい。　　　　　　　　　　　　　　　　　　　　　　　　　）

28. 陳急性（ちんきゅうせい → 病状は比較的安定しているが、治癒が困難な状態が続いていること。
　　　　　おおむね発症から1ヶ月以降をさす。　　　　　　　　　　　　　　　　　　　）

29. 搔痒感（そうようかん → むず痒いこと。　　　　　　　　　　　　　　　　　　　）

30. 培う（つちかう → 能力や性質を養い育てる、育成。　　　　　　　　　　　　　　）

31. 拘禁（こうきん → 捕らえて一定の場所に閉じ込める。　　　　　　　　　　　　　）

32. 隠蔽（いんぺい → 事の真相など故意に覆い隠す。　　　　　　　　　　　　　　　）

33. 支弁（しべん → 金銭を支払うこと（公費）。　　　　　　　　　　　　　　　　　）

34. 多寡（たか → 多いことと少ないこと。　　　　　　　　　　　　　　　　　　　　　　　）

35. 乖離（かいり → そむき、はなれること。　　　　　　　　　　　　　　　　　　　　　　　）

36. 渾身（こんしん → すべて、全身、満身。　　　　　　　　　　　　　　　　　　　　　　　）

37. 尋常性挫創（じんじょうせいざそう → にきび。　　　　　　　　　　　　　　　　　　　　）

38. 尋常性疣贅（じんじょうせいゆうぜい → いぼ。　　　　　　　　　　　　　　　　　　　　）

39. 鳥目（とりめ → 夜盲症。　　　　　　　　　　　　　　　　　　　　　　　　　　　　　）

40. 鶏眼（けいがん → うおのめ。　　　　　　　　　　　　　　　　　　　　　　　　　　　）

41. 動揺病（どうようびょう → 乗物酔い。　　　　　　　　　　　　　　　　　　　　　　　　）

42. 新生物（しんせいぶつ → 癌、腫瘍、悪性。　　　　　　　　　　　　　　　　　　　　　　）

43. 非特異的（ひとくいてき → 酵素や抗体が特異性を示さないさま。　　　　　　　　　　　　）

44. 生理的（せいりてき → 体の機能や組織に関するさま。　　　　　　　　　　　　　　　　　）

45. 器質的病変（きしつてきびょうへん → 脳を含む体のどこかが損傷を受けた結果、不具合が生じ
ている状態。体の特定の場所に確認できる病変。　　　　　　　　　　　　　　　　　　）

46. 姑息的療法（こそくてきりょうほう → その場しのぎの療法。対象とする疾患の根治を目指す治
療以外のすべての医療行為。　　　　　　　　　　　　　　　　　　　　　　　　　　　）

47. エビデンス（エビデンス → 証拠、根拠、証言、形跡など。　　　　　　　　　　　　　　　）

48. イレウス（イレウス → 腸閉塞。　　　　　　　　　　　　　　　　　　　　　　　　　　）

49. セカンドオピニオン（セカンドオピニオン → 診断や治療法について、患者が別の医師の意見
を求めること。　　　　　　　　　　　　　　　　　　　　　　　　　　　　　　　　　）

50. 寛解（かんかい → 一時的あるいは継続的に軽減した状態。　　　　　　　　　　　　　　　）

51. インフォームドコンセント（インフォームドコンセント → 説明と同意。　　　　　　　　　）

52. 超急性（ちょうきゅうせい → 数時間内 T 波左右対称、尖鋭なテント状。　　　　　　　　）

53. 亜急性（あきゅうせい → 8〜28 日 ST 基線にもどる。　　　　　　　　　　　　　　　　）

54. 抑留（よくりゅう → 短期の束縛、他国の人、船舶。　　　　　　　　　　　　　　　　　　）

55. 勾留（こうりゅう → 被疑者または被告人を刑事施設に拘禁。　　　　　　　　　　　　　　）

56. 脚気（かっけ → ビタミン欠乏症。　　　　　　　　　　　　　　　　　　　　　　　　　）

57. 欠伸（あくび → 眠いときなどに反射的に起こる、大きく口を開けて深く息を吸う行為。　　）

58. 汗疹（かんしん → 汗による湿疹。　　　　　　　　　　　　　　　　　　　　　　　　　　）

59. 鞍鼻（あんび → 鼻筋が落ち込み低くなった状態。　　　　　　　　　　　　　　　　　　　）

60. 距骨（きょこつ → 踵骨の 1 つ上にある骨。　　　　　　　　　　　　　　　　　　　　　）

61. 閾値（いきち → 反応を起こさせる最低の刺激量。　　　　　　　　　　　　　　　　　　　）

62. 血餅（けっぺい → 固まった血液。　　　　　　　　　　　　　　　　　　　　　　　　　　）

63. 縊死（いし → 一般的には首つり死。　　　　　　　　　　　　　　　　　　　　　　　　　）

64. 咬耗（こうもう → はぎしり。　　　　　　　　　　　　　　　　　　　　　　　　　　　　）

65. 産湯（うぶゆ → 分娩後すぐにつからせる湯。　　　　　　　　　　　　　　　　　　　　　）

66. 骨梁（こつりょう → 海綿質の骨組織、細かくほぐれた状態。　　　　　　　　　　　　　　）

67. 嬰児（えいじ、みどりご → 生まれたばかりの赤ん坊。　　　　　　　　　　　　　　　　　）

68. 語聾　（ごろう　→　人の話を理解することが難しい状態。　　　　　　　　　　　　　）

69. 塊状　（かいじょう　→　かたまりの状態。　　　　　　　　　　　　　　　　　　　　）

70. 鎖肛　（さこう　→　肛門が閉鎖している状態。　　　　　　　　　　　　　　　　　　）

71. 粥状　（じゅくじょう　→　粥のような状態。　　　　　　　　　　　　　　　　　　　）

72. 櫛状　（くしじょう　→　くしのような形状。　　　　　　　　　　　　　　　　　　　）

73. 腫脹　（しゅちょう　→　はれもの、おでき。　　　　　　　　　　　　　　　　　　　）

74. 躁病　（そうびょう　→　気分障害の１つ。気分が異常に高揚し、支離滅裂な言動を発したりする状態。）

75. 肘筋　（ちゅうきん　→　肘の筋肉　　　　　　　　　　　　　　　　　　　　　　　　　）

76. 徘徊　（はいかい　→　目的もなく、うろうろと歩き回ること。　　　　　　　　　　　　）

77. 脾腫　（ひしゅ　→　脾臓がはれること。　　　　　　　　　　　　　　　　　　　　　）

78. 猫喘　（びょうぜん　→　喘息の内呼吸。　　　　　　　　　　　　　　　　　　　　　）

79. 罹患　（りかん　→　病気にかかること。　　　　　　　　　　　　　　　　　　　　　）

80. 魯鈍　（ろどん　→　愚かで頭の働きが悪いこと。　　　　　　　　　　　　　　　　　）

81. 歪顔　（わいがん　→　顔のゆがみ。　　　　　　　　　　　　　　　　　　　　　　　）

82. 鞍関節　（あんかんせつ　→　両関節面が鞍の背面に相当するもので、互いに直角方向に働く二軸性の関節。）

83. 稽留熱　（けいりゅうねつ　→　１日の体温の高低の差が１度以内の高熱が持続する熱型。）

84. 膠原病　（こうげんびょう　→　全身の複数の臓器に炎症が起り、臓器の機能障害をもたらす一連の
　　　　　　　症候群の総称。　　　　　　　　　　　　　　　　　　　　　　　　　　　　）

85. 悉無律　（しつむりつ　→　生体の神経繊維や筋繊維などの刺激に対する反応には、起きるか起きな
　　　　　　　いかの２つしかないという法則。　　　　　　　　　　　　　　　　　　　　　）

86. 離被架　（りひか　→　病人の患部に布団などが直接ふれないように支える枠。　　　　　　）

87. 矢状縫合　（しじょうほうごう　→　左右の頭頂骨の結合部。　　　　　　　　　　　　　）

88. 葡萄球菌　（ぶどうきゅうきん　→　葡萄球菌に属するグラム陽性球菌である真正細菌の総称。）

89. 蜂窩織炎　（ほうかしきえん　→　皮膚の深いところから皮下脂肪組織にかけての細菌による化膿性炎症。）

90. 日和見感染　（ひよりみかんせん　→　健康な人では感染症を起こさない病原体が原因で発症すること。）

91. 蠟屈症　（ろうくつしょう　→　受動的にとらえられた姿勢を保ち続け、自分の意思で変えようとしない状態。）

92. 皸　（あかぎれ　→　亀裂性湿疹　　　　　　　　　　　　　　　　　　　　　　　　　　）

93. 鼾　（いびき　→　狭くなった上気道が呼吸時に擦れて出す音。　　　　　　　　　　　　）

94. 篩　（ふるい　→　円形・方形の枠の下に、網を張った道具。　　　　　　　　　　　　　）

95. 頤　（おとがい　→　下あご。　　　　　　　　　　　　　　　　　　　　　　　　　　　）

96. 蚤　（のみ　→　節足動物門昆虫綱ノミ目に属する昆虫。　　　　　　　　　　　　　　　）

97. 灰汁　（あく　→　植物の灰を水に浸し、上澄み液をとったもの。また、えぐ味、苦味、渋味などあ
　　　　　　まり好ましくない味やにおいの総称。　　　　　　　　　　　　　　　　　　　　）

98. 萎縮　（いしゅく　→　正常の大きさに達した生体の器官などが、小さく変化して機能しなくなること。）

99. 瘢痕組織　（はんこんそしき　→　皮膚などが損傷から治癒する過程の組織。　　　　　　）

100. 攪拌　（かくはん　→　細かくして混ぜること。　　　　　　　　　　　　　　　　　　）

〈編著者略歴〉

伊藤　典子（いとう　のりこ）

専門学校の講師として 25 年間勤務。定年退職後医療福祉系の教材開発に取り組み、エヌアイメディカルオフィスを起業。
平成 20 年度より、文部科学省の専修学校教育重点支援プランの実施委員会のメンバーとなり、平成 23 年度は同じく文部科学省の委託事業である東日本大震災からの復興を担う専門人材育成事業で、病院が求める医師事務作業補助者の教育プログラムのメンバーとして、教材開発を行う。

〈著者略歴〉

伊藤　敦子（いとう　あつこ）

平成 12 年よりエヌアイメディカルオフィスに勤務。
同社にて、伊藤典子（編著者）とともに、調剤事務講座、登録販売者講座の添削業務、教材開発に取り組む。
また、伊藤典子が文部科学省の委託事業である、医師事務作業補助者の教材作成メンバーであった時期には伊藤典子の指導の下、同教材の作成にも携わる。

医師事務作業補助者　演習問題集（改訂 4 版）

2013 年 7 月 25 日	第 1 版第 1 刷発行	
2017 年 3 月 20 日	改訂 2 版第 1 刷発行	
2018 年 11 月 25 日	改訂 3 版第 1 刷発行	
2024 年 7 月 12 日	改訂 4 版第 1 刷発行	

編 著 者　伊藤典子
発 行 者　村上和夫
発 行 所　株式会社　オ ー ム 社
　　　　　郵便番号　101-8460
　　　　　東京都千代田区神田錦町 3-1
　　　　　電話　03(3233)0641(代表)
　　　　　URL　https://www.ohmsha.co.jp/

© 伊藤典子・伊藤敦子 2024

組版　タイプアンドたいぽ　印刷・製本　三美印刷
ISBN978-4-274-23217-6　Printed in Japan

本書の感想募集 https://www.ohmsha.co.jp/kansou/

本書をお読みになった感想を上記サイトまでお寄せください。
お寄せいただいた方には，抽選でプレゼントを差し上げます。

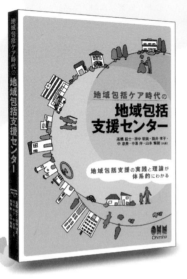

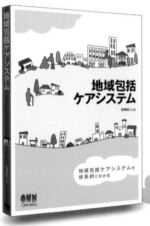
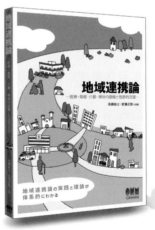
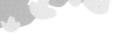